आखिरी 5 किलो कैसे घटाएं

(दोबारा सोचें, इंकार करें, कम करें
....और आसमान में उड़ने की कल्पना करें)

नमिता जैन

डायमंड बुक्स

प्रकाशक : डायमंड पॉकेट बुक्स (प्रा.) लि.
X-30 ओखला इंडस्ट्रियल एरिया, फेज-II
नई दिल्ली-110020
फोन : 011-40712200
ई-मेल : sales@dpb.in
वेबसाइट : www.diamondbook.in

AKHIRI 5 KILO KAISE GHATAYEN
by : Namita Jain

वेलनेस गुरु

नमिता जैन पिछले पच्चीस वर्षों से वेलनेस उद्योग का जाना-पहचाना नाम है। एक वेलनेस विशेषज्ञा के रूप में नमिता की खूबियां बेजोड़ हैं; वे फिटनेस संबंधी विभिन्न अनुशासकों में प्रतिष्ठित अंतर्राष्ट्रीय प्रभाव-पत्र भी पा चुकी हैं।

उनकी कंपनी 'लिव एक्टिव' व ब्रांड 'जल्दी फिट' स्वास्थ्य व जीवनशैली उत्पाद व सेवाओं के क्षेत्र में तेजी से उभर रही हैं।

वे पोषण, फिटनेस व स्वास्थ्य संबंधी विषयों पर अनेक पत्र-पत्रिकाओं में लेख देती रहती हैं।

उन्होंने अनेक पुस्तकें लिखी हैं, जिनमें से बेस्टसेलर पुस्तकों की सूची निम्नलिखित हैं :

- जल्दी फिट विद नमिता जैन (पुस्तक + डी.वी.डी.) : वयस्कों के लिए संपूर्ण वर्कआउट गाइड
- जल्दी फिट किड्स : 10 फूड एंड फिटनेस मंत्रा फॉर चिल्ड्रन
- चार सप्ताह में वजन घटाएं
- टीन फिटनेस गाइड

वे मुंबई के बांबे अस्पताल में क्लीनिकल फिटनेस स्पेशलिस्ट होने के नाते परामर्श देती हैं। साथ ही व्यायाम, जीवनशैली तथा वजन प्रबंधन के लिए व्यक्तिगत व सामूहिक सत्र आयोजित करती हैं।

वे हाल ही में 'डाइट मंत्र' से जुड़ी हैं, यह पैन-इंडिया से संबंध रखता है, जहां वे आहार विशेषज्ञों को स्वस्थ जीवन के लिए, स्वस्थ खानपान के क्षेत्र में प्रशिक्षण देती हैं। 'डाइट मंत्र' मिस फेमिना 2012 का न्यूट्रीशन पार्टनर भी रहा है।

नमिता इतनी व्यस्तता के बावजूद एरोबिक्स, योग, पाइलेट्स, स्टेप वर्कआउट व इंटरवल ट्रेनिंग की कक्षाएं लेती हैं।

नमिता जैन व उनके वेलनेस कार्यक्रमों पर अधिक जानकारी पाने के लिए, उनकी वेबसाइट पर लॉग ऑन करें :

www.liveactive.com व www.jaldifit.com

आभार

मैं इस पुस्तक के लिए विशेष रूप से अपनी टीम को धन्यवाद देना चाहूंगी। मैं अपने प्रकाशक डायमंड समूह के प्रति आभार प्रकट करती हूं। उन्होंने मुझे एक लाइफ स्टाइल वेट लॉस पुस्तक 'आखिरी पांच किलो कैसे घटाएं' प्रस्तुत करने का अवसर दिया।

वे इस प्रक्रिया के दौरान मेरे प्रेरणास्रोत रहे व एक ऐसी पुस्तक तैयार करने के लिए मार्गदर्शन देते रहे जो तयशुदा वजन घटाने वालों को प्रेरणा दे सके।

मैं इन खास लोगों के सहयोग व प्रोत्साहन के लिए भी आभार प्रकट करना चाहूंगी, जिनके बिना यह पुस्तक आकार न ले पाती। मेरी संपादिका श्रेया शर्मा व उनकी पूरी टीम ने पुस्तक लेखन के दौरान अमूल्य सुझाव दिए। मेरे रचनात्मक सलाहकार रूना जोग-धादफेल ने प्रारम्भिक संपादन व पाठकों के लिए उपयोगी पाठ्य तैयार करने में सहायता दी।

अंत में अपने ग्राहकों को धन्यवाद देना चाहती हूं, जिनके जीवन से जुड़ी सच्ची घटनाओं व अनुभवों ने मुझे प्रेरणा दी व इस पुस्तक की सामग्री प्रदान की।

हैप्पी रीडिंग!

नमिता जैन

प्रस्तावना

आखिरी पांच किलो प्रायः नकारात्मक भाव ही जगाते हैं 'मैं नहीं कर सकता...,' 'मैंने कोशिश की पर नाकाम रहीं', 'यह वजन तो जाता ही नहीं।' अगर ये आपके शब्द हैं तो बस यहीं शांत हो जाएं। आपको नहीं लगता कि इन वाक्यों में, शरीर पर झूलती अतिरिक्त चर्बी की तरह कई फालतू शब्द भी हैं। इन्हें घटाने की कोशिश करें

'मैं कर सकता हूं....,' 'मेरी कोशिश सफल रही।' 'यह वजन तो घटने लगा।' ये वाक्य कितने सादे व हल्के हैं, आप भी ऐसे ही हो सकते हैं बस नकारात्मकता छोड़ दें।

हे, आपको लगता होगा कि मेरे लिए यह सब कहना कितना आसान है, पर सच तो यह है कि इसे अभ्यास में लाना भी उतना ही आसान है। बस थोड़ा ध्यान देना होगा। मैंने तो हमेशा डाइटर को एक खिलाड़ी ही माना है। उसे जीतना है तो शुरुआत के साथ-साथ अंत पर भी ध्यान देना होगा। उसे अपने आखिरी प्रदर्शन के लिए भी क्षमता बचानी होगी, अंत में पकड़ी गई गति ही तो उसे फिनिश लाइन तक ले जाएगी। बदकिस्मती से इसके विपरीत होता है। वजन घटाने का लक्ष्य जितना पास आता जाता है... आपके लिए सब कुछ मुश्किल होने लगता है कारण इस पुस्तक में दिए गए हैं। जब उचित परिणाम नहीं मिलते तो आप सब कुछ छोड़ने के लिए तैयार हो जाते हैं या फिर किसी दूसरी अति से जुड़ जाते हैं; जैसे खाना छोड़ना, भूखे रहना, व्यायाम की अति करना या मेहनत से कमाई गई अच्छी आदतें छोड़ देना। सच में, अच्छे-खासे प्रयत्नों पर पानी फिर जाता है।

आपको थोड़ी-सी मेहनत करनी है। मौजूदा डाइट व एक्सरसाइज प्लान को शरीर की बदलती जरूरतों के हिसाब से बदलना है। जिस तरह कोई

खिलाड़ी गोल्ड मेडल तक जाने के लिए गति बढ़ाता है, उसी तरह आपको भी थोड़ी मेहनत करके बाजी जीतनी है।

तकरीबन सेल्फ हेल्थ पुस्तकें वेट लॉस मिशन की शुरुआत के लिए अच्छा काम करती है, पर 'आखिरी पांच किलो कैसे घटाएं' आपको फिनिश लाइन तक ले जाने के लिए लिखी गई है। एक संपूर्ण पहल अपनाएं जिसमें डाइट व व्यायाम के साथ मानसिक तंदुरुस्ती भी शामिल हो; वजन घटाने के कुछ बुनियादी नियमों पर फिर से ध्यान दें और पुस्तक में दिए सादा उपायों की मदद से उन अनचाहे किलो (मेहमानों) को भगा दें।

आखिरी पांच किलो को अलविदा कहें। एक स्वस्थ जीवन से हाथ मिलाएं।

शुभकामनाएं व हैप्पी रीडिंग!

नमिता जैन

विषय-सूची

पहला भाग

सच्ची कहानियां

आप अकेले नहीं हैं; आपकी तरह बहुत से लोग
इसी वजह से, इन राक्षसों से लड़ रहे हैं.....
मिशन वेट लॉस

अध्याय 1

जब छुट्टियां हो गईं हावी

क्रूज़ पर...

दिल की बात : *"मैंने पैंतीस दिन की छुट्टियों के दौरान सात किलो वजन बढ़ा हुआ पाया।"*

विधि दलाल (40)

जाने कब से किसी क्रूज़ पर छुट्टियां बिताने का सपना देखती आ रही थी। कौन जानता था कि यही मेरी जिंदगी की एक बड़ी मुसीबत बन जाएगा। यह सब अचानक आए फोन से शुरू हुआ, मेरी सहेली ने फोन पर पूछा कि क्या मैं अवकाश मनाने के लिए, उसके साथ क्रूज़ पर जाना चाहूंगी। मैंने एक बार भी नहीं सोचा और झट से हां कह दी। मेरा जन्मदिन आ रहा था और यह उसके जश्न को मनाने का शानदार तरीका होता। गहरे सागर की लहरों पर... सब कुछ कितना रोमानी था! इसके बाद के पंद्रह दिन तो जैसे बीतने का नाम ही नहीं ले रहे थे और मैं भी बेचैन थी, पर आखिर वह दिन आ ही गया, जब हम उस विलासिता व वैभव से भरपूर क्रूज़ पर रवाना हुए।

यह तो बिल्कुल वैसा ही था, जैसा मैंने सोचा था या फिर उससे भी बेहतर! कमरा आरामदेह मगर छोटा था, पर मैंने परवाह नहीं की, जब इतना बड़ा समुद्र बाहर ठाठें मार रहा हो तो कमरे में कौन दुबकना चाहेगा। जैसे ही हम किनारे से गहरे समुद्र के बीच आए, मेरी सहेली बीमार पड़ गई। मैं बिल्कुल फिट थी। मैं जरा सख्त जान हूं। मैंने उसके आराम की व्यवस्था की और बड़े से जहाज में घूमने चल दी। ऐसा लगता था मानो उन्होंने पूरे शहर के टुकड़े-टुकड़े किए हों और फिर उसे जहाज पर लाकर जोड़ दिया हो; वहां हर वह सुविधा उपलब्ध थी जो आपको शहर में मिलती। मनोरंजन केंद्र, गेमिंग

एरिया, जिम व तरणताल आदि। इसके अलावा सैलून उपचार, मालिश व लांड्री की भी सुविधा थी। आप जी-भरकर खरीददारी भी कर सकते थे! इसी दौरान समुद्र के बीचों-बीच से अपने प्रियजन को फोन करने की भी सुविधा थी, क्या आप विश्वास कर सकते हैं?

और भोजन? उसकी तो कोई कमी ही नहीं थी। हमारे पैकेज डील में नाश्ता, लंच, चाय, शाम की चाय, डिनर व उसके बाद का स्नैक शामिल था। बुफे में स्वादिष्ट व्यंजन परोसे जाते और वहां अलग से मीठे व्यंजनों का काउंटर था, जो चीख-चीखकर अपनी ओर बुलाता रहता था। मूस, सूफले, कस्टर्ड, पाई, पेस्ट्रीज़, क्रीम सहित फल, आइसक्रीम... चुनना आसान नहीं था।

खाने के समय आप मुझे खिड़की वाली सीट पर बैठा देख सकते थे; प्लेट में खाने की चीजें लबालब भरी होतीं, कहना न होगा कि सारे डेज़र्ट शामिल होते, मैं उन्हें ऐसे ठूंसती मानो वह मेरा आखिरी भोजन हो। (जब सहेली की तबीयत संभली तो वह भी साथ बैठने लगी पर वह मेरी तरह भोजन का आनंद नहीं ले पाती थी क्योंकि समुद्री हवा ने उसकी भूख मार दी थी।) बीच-बीच में दूसरे सहयात्रियों पर नज़र जाती तो वे सब भी ऐसा ही करते दिखते। क्यों नहीं? उन्होंने इसके लिए पैसे भरे थे और भरपाई का इससे बेहतर तरीका हो भी क्या सकता था! वहीं से मेरे लिए मुसीबत की शुरुआत हुई!

वैसे यह सब पढ़ने के बाद आपको मेरी इस बात पर यकीन नहीं होगा कि मैं हमेशा सोच-समझकर खाती हूं और व्यायाम भी करती हूं। मेरा वजन कभी मुसीबत का कारण नहीं बना। शायद मेरे आत्मविश्वास की अति ने ही गड़बड़ कर दी। मुझे लगता था कि मेरा वजन तो बढ़ ही नहीं सकता। चाहे जो भी अनाप-शनाप खा लूं, वजन नियंत्रित रहेगा। वैसे भी, मुझे लगता था कि जिंदगी में दोबारा क्रूस पर आने का मौका कहां मिलेगा? मेरे लिए तो यह अवकाश पूरे जीवन में एक ही बार आने वाले मौकों में से था और मैंने तय कर लिया था कि इसका पूरा मजा लूंगी।

अब जबकि मैं सारी स्थिति पर ठंडे दिमाग से सोच-विचार कर सकती हूं तो मुझे एहसास होता है कि मैं कितना गलत सोच रही थी। अगर खाना मुफ्त था तो जिम भी तो मुफ्त था। मैंने उस सुविधा का लाभ क्यों नहीं लिया? अगर मैं अपने पैसे की भरपाई के बारे में सोच रही थी तो डाइनिंग हॉल के साथ-साथ तरणताल के बारे में क्यों नहीं सोचा? हकीकत में, मुझे याद है कि जब मैं जिम के सामने से जाते समय, वहां लड़कों को व्यायाम करके पसीना बहाते देखती तो मन ही मन कहती "बेचारे! यहां भी जुटे हैं। जिंदगी का मजा लेना नहीं जानते। रिलैक्स, लड़कों, तुम छुट्टी पर हो!" और फिर मैं डैक पर जाकर ताजी हवा लेने लगती।

इस तरह मैंने खाने के मामले में खूब मनमानी की। जिस दिन हम लौटे तो मैंने एक बात को ज्यादा गंभीरता से नहीं लिया, (हमने समुद्र में पैंतीस दिन बिताए थे) मेरी जींस का बक्कल बंद नहीं हो रहा था। मैंने ज्यादा परवाह नहीं की, पेट अंदर की तरफ सिकोड़ा और उसे बंद कर लिया। थोड़ी बेचैनी तो हुई, पर चिंता की कोई बात नहीं थी।

मैं जहाज से उतरी तो तरह-तरह की बातें सुनने को मिलने लगीं; पति ने कहा कि शायद समुद्री हवा मुझे रास आ गई थी। कुछ ज्यादा ही रास आ गई थी। दरअसल वे कहना चाहते थे "तुम कितनी फूल गई हो।" घर का स्वागत थोड़ा कम विनम्र रहा, तीर सीधे छोड़े गए। बेटे को हैरानी थी कि कहीं मैंने पूरा जहाज ही तो नहीं निगल लिया। नौकरानी बस घूरती रही और घूरती रही। मैंने कहा "यार! बस भी करो। मेरे पीछे ही पड़ गए।" लेकिन इसके बाद जो भी मिला, सबके चेहरे पर कुछ यही भाव दिखे। मुझे लगा कि सचमुच कुछ गड़बड़ है। शीशा देखने से पता चला कि मेरा वजन बढ़ा हुआ लग रहा था। जब वजन नापने की मशीन पर चढ़ी तो जिंदगी का गहरा करारा झटका लगा। पैंतीस दिन में सात किलो वजन बढ़ गया था।

वैसे तो अब मामला काफी संभल गया है। पर जब आपकी लंबाई 5 फुट 2 इंच हो तो हर फालतू किलो दिखाई देता है। मैं छुट्टियों के बाद अपने 52 किलो (मेरी लंबाई के अनुसार आदर्श वजन) से 59 किलो पर आ गई थी। क्या मुझे पता नहीं चला, नहीं? यह वजन पहले से.मी. में बढ़ा, फिर इंच में बदलते हुए; कमर, बाजू व गर्दन के आसपास मांस के रूप में झूलने लगा। तब यह दिखाई देने लगा। मैं सचमुच शर्मिंदा थी। मैं एक बड़े से ऊबड़-खाबड़ आलू जैसी दिखने लगी थी। वैसे तो मेरा शरीर कभी गठा हुआ नहीं था, पर मैं सीधा तन कर चलती थी। हालांकि इस बढ़े हुए वजन के बाद यह संभव नहीं रहा। मुझे पता था कि अगर जल्दी ही इसके बारे में कुछ न किया तो यह मेरे लिए कई मुश्किलें ले आएगा। ज़रा सोचें, यह सब इसलिए शुरू हुआ क्योंकि मैं क्रूस पर जाना चाहती थी.... ।

मेरा मानना है चाहे अवकाश पर ही क्यों न हों; सोच-समझकर ही खाएं। बिल्कुल अति न करें। कहीं ऐसा न हो कि मज़ेदार ट्रिप से लौटकर पाएं कि आपके डाइट व एक्सरसाइज प्लान के टूटने की वजह से वजन बढ़ गया है।

अध्याय 2
व्यायाम की अति

ज़रूरत से ज्यादा व्यायाम भी ठीक नहीं

दिल की बात : *"ज़रूरत से ज़्यादा व्यायाम ही मेरे लिए मुसीबत बन गया।"*

जब डॉक्टर ने पहले-पहल मुझे वजन घटाने के लिए व्यायाम करने की सलाह दी तो मैंने इस खुशी को जाना। मैं अक्सर आधे मन से डाइटिंग करता था। शुरुआत तो ठीक होती थी पर मीठे के आगे हार जाता। मुझे खाने से प्यार था हम खाने के लिए ही तो जीते हैं, हैं न? इस तरह मैं कभी अच्छे खाने के लिए 'न' कह ही नहीं सकता था। बचाव में यही कहना चाहूंगा कि मैंने खाने पर रोक लगाने की पूरी कोशिश की, पर लंबे समय तक किसी भी डाइटिंग प्लान पर टिक नहीं सका। नतीजन मेरा वजन मेरी डाइट के हिसाब से झूलता रहता और वे कुछ आखिरी किलो घटने की बजाए, हमेशा छाती पर सवार रहते। हो सकता था कि व्यायाम से कोई फायदा होता।

बेशक वर्कआउट का भी डाइट वाला हाल हो सकता था, पर मैं कोशिश तो कर ही सकता था। इस तरह शायद डाइट वाले मामलों की असफलता की भरपाई हो जाती। मैंने जिम में दाखिला लिया और फिटनेस विशेषज्ञ ने मेरे लक्ष्यों के हिसाब से पूरी योजना बना दी। चार दिन कार्डियो, दो दिन वेट और एक दिन का आराम! पहले महीने, मैंने उसके मार्गदर्शन में व्यायाम किया और फिर इतना भरोसा हो गया कि मैं अकेले भी कर सकता था।

पहले ही महीने में आंखें खुल गईं। मैं पहले कभी इतनी ऊर्जा से भरपूर

नहीं रहा था। मैंने स्वयं को जीवंत व प्रसन्न पाया। काफी हल्का भी, हालांकि यह चीज वजन की मशीन पर दो सप्ताह बाद दिखाई दी। मेरा स्टेमिना बढ़ चुका था और काम करने में आसानी होने लगी थी। मैं मन ही मन व्यायाम को धन्यवाद देने लगा था। मुझे जिम जाना पसंद था। इसके बाद ही सब कुछ उलट-पुलट होने लगा।

पहले कुछ महीने तो मैं विशेषज्ञ की योजना के हिसाब से चला। मेरे लिए सब कुछ नया था, इसलिए मैं कोई जाखिम मोल लेना नहीं चाहता था पर थोड़ी जानकारी बढ़ी तो मैंने स्वयं ही कुछ बदलाव लाने का निर्णय ले लिया।

मैं ट्रेडमिल पर ज़्यादा देर तक दौड़ने लगा, पहले से भारी वज़न उठाकर ज्यादा देर तक व्यायाम करने लगा। फिर मैं सप्ताह में चार दिन की बजाए हर रोज़ ट्रेडमिल व्यायाम करने लगा। अगर चार दिन अच्छे रहे तो सात दिन तो और भी बेहतर होने चाहिए थे। अगर कैलोरी व्यय करने का मौका मिला है तो अवकाश में दिन बरबाद क्यों किया जाए?

मैं अपनी गठी मांसपेशियों पर फिदा था और एक दिन का भी अवकाश नहीं लेना चाहता था। कोई पूछता तो मैं कहता कि वजन घटाने के लिए इस रूटीन को चुनौतीपूर्ण बनाना ही पड़ता है। जब ट्रेडमिल पर घंटे से ज्यादा रुकने लगा तो ट्रेनर ने सख्ती से मना करते हुए चेतावनी दी कि यह मेरे लिए नुकसानदायक हो सकता था। मैंने बहस भी कि पर वह जिद पर अड़ा रहा। उसने कहा कि वह मुझ पर नज़र रखेगा ताकि मैं उसके हिसाब से ही चलूं।

मैंने चतुराई दिखाई। मैंने अपने लिए ट्रेडमिल खरीदी व क्रॉस ट्रेनर का प्रबंध कर लिया। घर में वजन घटाने के लिए व्यायाम चलने लगा। जिम के अलावा घर में भी कसरत जारी थी। मुझे कोई नहीं पकड़ सकता था। मैंने बैडमिंटन क्लब में भी नाम लिखा लिया व रोज़ एक घंटा खेलने लगा।

हालांकि तब मुझे एहसास नहीं हुआ था, लेकिन आज मैं मानता हूं कि मैं अति कर रहा था। मेरी ऊर्जा का स्थान थकान ने ले लिया। मैं वर्कआउट के हिसाब से कोई भी डाइट नहीं ले रहा था। यही सोचकर, जमकर खाता था कि व्यायाम से सब ठीक हो जाएगा। इन हालात से न केवल वजन बल्कि

घुटनों व कमर पर भी बुरा असर पड़ा। मेरा शरीर जवाब देने लगा था। उठते-बैठते पीठ के निचले हिस्से में दर्द रहने लगा। हिलते ही घुटनों में से चटकने की आवाजें आती। इस तरह वर्कआउट रोकना पड़ा। मैं साल भर में ही एक युवक से अधेड़ महसूस करने लगा था। काश मैंने ट्रेनर की बात मानकर, व्यायाम पर संयम रखा होता।

मेरा मानना है : ज़्यादा व्यायाम से शरीर को हानि होगी, इससे फिटनेस नहीं आती। स्वस्थ रहने के लिए निरंतर व संयमित मात्रा में व्यायाम करें। अपने शरीर की सुनें, इसकी सीमाओं की कद्र करें व सत्रों के बीच थोड़ा आराम भी लें। पर्याप्त विश्राम से शरीर को व्यायाम से होने वाले दबाव की भरपाई करने में आसानी रहेगी।

अध्याय 3
नतीजे पाने के लिए भूखे रहना
डाइट जो असफल रही

दिल की बात : *"मैं वज़न घटाने के लिए नाममात्र का ही खाती थी किंतु अंततः इस प्रक्रिया से मेरी ही सेहत चौपट होने लगी।"*

कामिनी देसाई (20)

बेशक मौज-मस्ती करने के लिए कॉलेज एक बेहतरीन ज़गह होती है पर अगर आप कुछ ज़्यादा ही मस्त हो जाएं, तो यह सब भारी भी पड़ सकता है। मैं सचमुच पढ़ाई की बात नहीं कर रही; मैं तो उस दबाव की बात कर रही हूं, जो इंसान को एक खास तरीके से दिखने व पेश आने के लिए मजबूर कर देता है। अगर आपको दोस्त बनाने के साथ-साथ, लोकप्रिय भी बनना है तो 'कूल' बनना होगा। आमतौर पर सीधे-साधे व मोटे लोग आसानी से दोस्त नहीं बना पाते। वे दोस्त बनाते भी हैं, तो वे उन्हीं जैसे होते हैं। कम से कम मेरा तो यही मानना है। मैं कभी मोटी नहीं रही पर सभी मुझे भारी शरीर वाली मानते थे। मुझे इस बात का एहसास भी था, पर कॉलेज में तो यह एहसास और भी ज़्यादा हो गया, जहां अधिकतर लड़कियां अपनी छरहरी देह, सुंदर कपड़ों व लिपे-पुते चेहरों पर इतराती थीं। मुझमें इसी फालतू वज़न के कारण आत्मविश्वास की कमी थी, बस यही लगता था कि काश मैं यह फालतू वज़न घटा पाती। तब मैं भी उन लड़कियों की तरह वह सब करती और उनकी दोस्ती पा लेती। अक्सर किशोर-किशोरियां यही तो सोचते हैं।

तो मैंने खुद से एक वादा लिया कि जो भी खाऊंगी, उस पर नज़र रखूंगी ताकि वज़न घट सके। तब मैं भी सादे सलवार-कुर्ते पहनने की बजाय शॉर्ट स्कर्ट व टाइट फिट जींस पहन सकूंगी। मैंने इसी सुंदर सपने से प्रेरणा ली व डायटिंग शुरू कर दी। बदकिस्मती से, मैं इसे कुछ ज़्यादा ही आगे ले गई। मैंने खाना घटा दिया, बस पानी पीती। जब बहुत भूख लगती तो खीरा व गाजर ही चबा लेती। कॉलेज में बड़ा-पाव व मिसल का स्वाद लेते बच्चों को देख ललचाना छोड़ दिया। कॉलेज में कुछ न खाना आसान था क्योंकि सभी अपने में मग्न होते हैं। जब दोस्त पूछते तो कहती कि आज उपवास है या झूठ कहती कि मैंने अभी-अभी खाया, पर घर में माता-पिता से छिपाना मुश्किल था। वे हैरान होते कि मैं इतना कम क्यों खा रही थी या क्या मैं बीमार थी। मैं मेज पर बैठकर खाने का दिखावा करती और अपना सारा खाना कुत्ते को खिलाती जाती। अगर कुछ खा लेती तो जी मिचलाता व उल्टी हो जाती। यह सब एक महीने तक चला।

सबसे दुःखभरी बात यह थी कि जब मैं अपने घटते वज़न का मज़ा ले रही थी तो बाकी सब मेरे पीले पड़ते चेहरे व कमजोरी को देख चिंता में थे। मैं उनसे पूछना चाहती थी 'लोगों, तुम देख नहीं सकते कि मैंने वजन घटा लिया है।' और फिर एक दिन... कॉलेज में कक्षा की ओर जाते समय मैं बेहोश हो गई। होश आया तो मैं मेडिकल कक्ष में पड़ी थी। माता-पिता को बुलवा लिया गया था व कई उत्सुक चेहरे मुझे ताक रहे थे। डॉक्टर ने आराम से पर साफ़ शब्दों में कहा "तुम्हारे न खाने की वजह से यह कमजोरी आई है। नौबत इतनी आ गई कि तुम बेहोश हो गईं।" रक्त के नमूने की जांच ने भी बता दिया कि मैं अपनी सेहत चौपट करने के लिए कितना आगे आ गई थी। कैल्शियम का स्तर नीचे आ गया था, लौह व विटामिन डी के स्तर भी कम थे।

डॉक्टर ने शायद मेरे जैसे कई मामले देख रखे थे, उन्होंने चेतावनी दी कि मुझे फिर से खाना शुरू करना होगा "बेशक तुमने वजन घटाने के लिए खाना छोड़ा है, पर यह कोई तरीका नहीं है। तुम्हें यह काम इस तरह से करना चाहिए कि शरीर में पोषक तत्त्वों का अभाव न हो।" फिर उन्होंने बताया कि अगर मैं ऐसा ही करती रही तो ऑस्टियोपोरोसिस से भी ग्रस्त हो सकती हूं। मैंने शर्म से सिर झुका लिया। मैंने माता-पिता को अनावश्यक चिंता में डाल

दिया था। अपनी सेहत से भी खिलवाड़ किया। यह सब इसलिए था कि मैं शॉर्ट स्कर्ट पहनकर, दूसरी लड़कियों की तरह सुंदर व छरहरी दिखना चाहती थी। फिर मैंने डॉक्टर की सलाह मानी। जल्द ही वजन फिर से बढ़ने लगा, पर इस बार यह सही व उपयुक्त रूप से बढ़ रहा था।

मेरा मानना है : जब भी वजन घटाना हो तो सोच-समझकर संतुलित आहार लेना बहुत महत्त्वपूर्ण हो जाता है। बेशक यह धीमी प्रक्रिया आपके धैर्य की परीक्षा लेती है पर अंत में जीतते भी आप ही हैं। इस तरह से इन को भी किसी रूप में कोई हानि नहीं होती।

अध्याय 4

यो-यो प्रभाव

हेल्थ फार्म से जुड़े अनुभव

दिल की बात : *"मैंने 45 दिन में 6 किलो वजन घटाया, पर लौटते ही एक माह के भीतर फिर से 7 किलो वजन बढ़ गया।"*

निताशा चुलानी (29)

जब मेरे अंकल-आंटी विदेश से लौटे तो उन्होंने वजन कम करने के लिए हेल्थ फार्म जाने की बात की, वहीं से मेरे मन में भी हेल्थ फार्मों के लिए आकर्षण जागा। मैंने तो पहले कभी इस विकल्प के बारे में सोचा तक नहीं था और इस बारे में भरोसा भी नहीं था कि यह काम करेगा। अब उन लंबे-चौड़े ढांचों पर जमी चर्बी की परतों को कोई हेल्थ फार्म घटा पाएगा? बस मुझे यही जानना था।

अंकल-आंटी एक महीने तक वहां रहे। वे लौटे तो, उन्हें देखकर, मैं दंग रह गई। वे दोनों पहले से कहीं छरहरे व सेहत से भरपूर दिख रहे थे। त्वचा में दमक और चेहरों पर खुशी थी। मेरे अंकल बोले "पहले तो यह सब किसी लड़ाई से कम नहीं था, पर जैसे-जैसे दिन बीतते गए हम उस दिनचर्या के आदी हो गए और देखो कैसे हमारी कायापलट हो गई।" दो दिन बाद की उड़ान से वे वापिस लौट गए। तभी मेरे दिमाग में यही बात आई। "अगर वे लोग ऐसा कर सकते हैं, तो मैं क्यों नहीं?" यहां तक कि मेरी अनुशासन से भरपूर डाइट और कसरत से भी ऐसे नाटकीय नतीजे कभी नहीं मिले थे। मैं 'देखो व इंतज़ार करो' की नीति से तंग आ गई थी और कुछ ऐसा करना चाह रही थी कि लोग दिल थाम

लें और मेरी तरफ ध्यान दें, जैसा कि मेरे अंकल-आंटी के साथ हुआ था।

खुशकिस्मती से मेरे पास हेल्थ फार्म की सारी जानकारी थी। मैंने आंटी के जाने से पहले ही, सब कुछ नोट कर लिया था। मैंने वहां फोन किया और 45 दिन के कार्यक्रम के लिए बात कर ली। मैं उत्साहित थी; जरा कल्पना करें कि आप अचानक कुछ दिन के लिए बाहर जाते हैं और फिर सेहत भरी चमक के साथ वापसी करके, सबको हैरानी में डाल देते हैं।

फार्म तो मेरी अपेक्षाओं के अनुसार ही निकला। वहां का माहौल बड़ा ही शीतल, तरोताज़गी से भरपूर, कुदरत के नज़दीक, शांत व सहज था वहां जाते ही इंसान सारी तकलीफें भूल जाता। जब आपको लगता है कि वहां मौजूद बाकी लोग भी आपके जैसे हैं और फिट होने की कोशिश में हैं तो आपको और भी राहत मिल जाती है। बेशक उस रूटीन को अपनाने में थोड़ा समय लगता है, पर जैसा कि अंकल ने कहा था, उसकी आदत हो जाती है। खासतौर पर डाइट की बात थी। पहले पंद्रह दिन तो मुझे फलों की डाइट पर रखा गया, वह भी सीमित मात्रा में दिए जाते थे। बाद में उसमें उबली सब्जियां शामिल की गईं। मसाले छोड़ना मज़ाक नहीं था, कभी-कभी तो सादे उबले खाने में थोड़ा स्वाद पाने के लिए जी मचल जाता। वहां मौजूद लोगों ने मुझे इस अवस्था से बाहर आने में मदद की।

वैसे मुझे जिम में जाकर कसरत करने की आदत थी, इसलिए वहां के फिटनेस रूटीन को अपनाने में देर नहीं लगी (हालांकि सुबह उठते ही ये सब करना थोड़ा मुश्किल था)। कई औरतों को तो कसरत की बिल्कुल आदत नहीं थी, मैं उन्हें समझा-बुझा कर प्रोत्साहन देती। मुझे उनकी मसाज थेरेपी और मिट्टी के पैक खासतौर से पसंद आए। गर्म तेल की मालिश से शरीर में पड़ी गांठें खुलने लगीं और रक्तसंचार में सुधार होने लगा। मिट्टी के पैक लगाने के बाद गुनगुने पानी से स्नान का आनंद आ जाता। त्वचा साफ होकर चमकती। कह सकते हैं कि शरीर भीतर व बाहर से विषैले पदार्थों से रहित हो रहा था।

वहां के डॉक्टर हमारी प्रगति पर नज़र रखते। उन्होंने हमें रोज वज़न देखने को कहा व हर घटने वाले ग्राम पर पीठ थपथपाई। यह भी चेतावनी दी कि हम एक-दूसरे से तुलना न करें। "हर किसी का वजन एक-सा नहीं घटता। कई जल्दी वजन घटा लेते हैं तो कईयों को थोड़ा वक्त लगता है।" वे समझाते थे, पर हम अक्सर ऐसी तुलना करने से बाज न आते। अगर कोई घबराकर फार्म से जाने की बात करता तो वहां के सलाहकार आकर बात करते व मन हल्का कर देते।

कुल मिलाकर, मेरे लिए खुशनुमा अनुभव रहा, खासतौर पर इसलिए क्योंकि मेरा शरीर इन सभी साधनों के लिए प्रतिक्रिया दे रहा था। इन सबके बावजूद, आखिरी सप्ताह काफी भारी रहा। मैं दोस्तों व परिवार के लिए तड़पने लगी क्योंकि उन्हें अपना नया रूप दिखाना चाहती थी। मैं फार्म की अनुशसित जीवनशैली के आगे हथियार डाल चुकी थी। अब मैं इसका इनाम चाहती थी, जो दिख रही थी, उसके लिए तारीफ चाहती थी।

उससे अगला सप्ताह बेहतर था। मेरी बहन प्रभावित हुई। माता-पिता ने भी माना कि उन्हें मुझे देखकर खुशी हुई। पहले मुझे पारिवारिक समारोहों में घसीटे जाने पर बुरा लगता था, अब मैंने स्वयं यह योजना बनाई ताकि रिश्तेदार मेरा बदला रूप देख सकें। जब मेरे माता-पिता के सामने विवाह के लिए कुछ प्रस्ताव भी आ गए तो मैं चारों खाने चित्त रही।

पर फार्म से लौटकर मुझे एक मुसीबत का सामना करना पड़ा। मैंने कसम खाई थी कि घर आकर भी उसी रूटीन का पालन करूंगी पर ये तो नामुमकिन होता गया। जब पूरा घर बटर नान के साथ पनीर मक्खनी खा रहा हो तो आप उबली सब्जियां कैसे खा सकते हैं? मैं हमेशा फल व उनकी सब्जियों पर कैसे जिंदा रह सकती थी? इतने लंबे समय से तेल और मसालों से भरपूर खाना नहीं मिला था, अब लालच रोकना मुश्किल था। फार्म में सुबह उठकर कसरत करना मुश्किल लगता था, पर फिर भी करती ही थी। अब तो जंगली घोड़ों की हिनहिन भी मुझे सुबह जगा नहीं सकती थी। जिम जाने की भी सोची, पर मन उकताने लगा। धीरे-धीरे सारे कायदे-कानून हवा हो गए। मैंने परेशान होकर अंकल-आंटी की सलाह मांगी। वे मुझे क्या सलाह दे सकते थे? वे भी अपनी पिछली आदतों में लौट चुके थे और फार्म में खोया हुआ वजन फिर से पा लिया था। मतलब बस कुछ नहीं, पैसे की बरबादी!

मेरा मानना है : वजन घटाने की प्रक्रिया आरंभ करने के लिए फार्म का तरीका उचित है, पर आपको यह भी एहसास होना चाहिए कि घर लौटने पर भी उसी तरह के यथार्थ व व्यावहारिक डाइट प्लान के हिसाब से चलना होगा। तो जीवन में स्वस्थ आदतें विकसित करने के लिए केंद्रित रहें ताकि आप वजन के इस यो-यो से मुक्ति पा सकें।

अध्याय 5
चर्बी की परतें
लिपोसक्शन की सहायता

दिल की बात : *"मैंने एक छरहरी देह पाने के लिए शॉर्टकट अपनाया पर उसके नतीजे कुछ देर ही रहे।"*

प्रताप मेहरा (35)

मैं एक मार्केटिंग एक्जीक्यूटिव हूं, मेरी नौकरी में नए लोगों से मेल-मुलाकात करना, नए व्यावसायिक संबंध बनाना व कंपनी के लिए ग्राहक जुटाना भी शामिल है। मुझे लोगों से मिलना-जुलना पसंद है और मैं स्वभाव से ही घुल-मिल जाने वाला हूं, इसलिए मुझे नौकरी में कोई मुश्किल नहीं आती। असली परेशानी तो तब हुई जब मेरी शादी हो गई, दो साल में ही मेरी तोंद निकल आई आपकी पत्नी के अच्छा कुक होने का बुरा पहलू! पहले तो मैंने अनदेखा किया, लेकिन फिर मेरे माता-पिता बातें बनाने लगे। जब सास-ससुर ने भी टोका तो मैं शर्मिंदा ही हो गया। अब तो दोस्त भी खिल्ली उड़ाने लगे कि पत्नी की बजाए मैं गर्भ से था। मैं किसी भी कमरे में जाने से पहले यही सोचने लगता कि सभी मेरी तोंद को घूरेंगे। कमरे में पहले मेरी तोंद जाती थी और फिर बाद में, मैं कदम रखता था। तो सबसे पहले वहीं दिखती। मेरा आत्मविश्वास खत्म होने लगा। नए बनने वाले ग्राहकों के साथ मीटिंग पर बुरा असर हो रहा था। मुझे लगता था कि वे काम की बात पर ध्यान देने की बजाए मेरी तोंद पर ही नज़रें गड़ाए बैठे हैं। मैं एकाग्रता की कमी की वजह से कुछ अनुबंध गंवा बैठा। मुझे कुछ न कुछ तो करना ही था।

बेशक मैं डायटिंग कर सकता था, जिम जा सकता था, पर इन सब कामों में समय लगता। मुझे तभी के तभी, अपनी तोंद से पीछा छुड़ाना था। मैं उसे अपने काम पर और हावी नहीं होने दे सकता था। डर तो यही था कि बॉस काम से न निकाल दें। बेचैनी से रातों की नींद हराम हो गई। पत्नी ने तसल्ली देनी चाही तो मैं उसी पर बरसने लगा कि उसके कारण ही यह सब हुआ था। उसने मुझे इतना क्यों खिलाया? कई रातें इसी सोच में बीती कि मुझे क्या करना चाहिए। कुछ महीने पहले, पत्नी ने मुझे लिपोसक्शन पर एक लेख दिखाया था। ऐसा लगा मानो मेरी मुश्किल का रेडीमेड हल मिल गया।

मैंने इस विषय पर जानकारी लेने व डॉक्टर से मिलने का फैसला किया। उन्होंने कहा "शरीर के कुछ अंगों में दूसरे अंगों के मुकाबले वसा का जमाव अधिक होता है; जैसे नितंब व पेट, इसलिए इससे पीछा छुड़ाना मुश्किल होता है। लिपोसक्शन की मदद से, उस समस्याग्रस्त अंग से वसा कोशिकाएं निकाल दी जाती हैं ताकि वह मूल आकार में आ जाए। शरीर की सुंदरता बढ़ाने के लिए यह प्रक्रिया, पूरी दुनिया में अपनाई जाती है।" मैंने दुष्प्रभावों के बारे में पूछा तो वे बोले "सर्जरी के बाद वाली कुछ दिक्कतें होंगी; जैसे खरोंचें, सूजन व दर्द। ये कुछ ही सप्ताह में ठीक हो जाएंगी।" मैंने झट से नाम लिखवा दिया और मैं पतले हो चुके पेट के साथ वापिस लौटा।

तोंद तो जैसे बुरा सपना था, जिससे मैं पीछा छुड़ा चुका था। आत्मविश्वास में वृद्धि होने लगी। तोंद वाले दोस्तों को जलन हो रही थी। मुझ पर कसे जाने वाले चुटकुले बंद हो गए थे। ग्राहकों से मेल-जोल में सुधार हुआ, कुछ नए-ग्राहक भी मिले। मैं रिश्तेदारों को मिलने से नहीं कतराता था, मुझमें कोई कमी नहीं थी। मैं सातवें आसमान पर था।

लिपोसक्शन प्रक्रिया की चमक में चमकते हुए, मैं डॉक्टर की सीख को अनदेखा कर रहा था "इस प्रक्रिया का मतलब यह नहीं कि तुम्हें अपने तरीके से खाने-पीने का लाइसेंस मिल गया। स्वस्थ जीवनशैली अपनाओ, सही तरीके से, संयम में खाओ व व्यायाम करो, वरना वसा फिर से लौट आएगी।" मैंने उनकी बात का यकीन नहीं किया। पहले की तरह सब कुछ चलता रहा जी-भरकर पकौड़े, समोसे, भजिया व आइसक्रीम खाता। व्यायाम? मेरे पास वक्त कहां था? जिम में पसीना बहाने से तो अच्छा था कि जाकर किसी ग्राहक से मिल लो।

जल्द ही हकीकत सामने आई, बुरा सपना फिर से सामने आ गया। मेरा छरहरा फिगर, मेरा आत्मविश्वास सबने धोखा दिया। शरीर ने भी अलग ही रंग

दिखाया। इस बार तो बाजुओं, जांघों व नितंबों पर भी कई किलो वसा दिखने लगी। अब तो शरीर इतना बेडौल हो गया कि उस तोंद से भी ज़्यादा बुरा दिखने लगा।

मैंने अच्छी सेहत का जो शॉर्टकट अपनाया था.... उसका असर इतना ही चला। यदि दीर्घकालीन परिणाम पाने थे तो दीर्घकालीन मेहनत की ज़रूरत थी।

मेरा मानना है : यदि अच्छे नतीजे पाने हैं तो मेहनत से बढ़कर कुछ नहीं होता। शरीर में बदलाव लाना चाहते हैं तो आदतें बदलें। इससे सुरक्षित, व्यावहारिक व ईमानदार सलाह आपको कोई नहीं दे सकता। यदि सर्जरी करानी पड़े (वैसे मैं इसकी सलाह नहीं देती) तो अपनी जिम्मेवारी को जानें कि शरीर यहीं खत्म नहीं होता। किसी भी प्रक्रिया को कराने के बाद एक अच्छी स्वस्थ योजना को अपनाना चाहिए लो-कैलोरी संतुलित डाइट व व्यायाम!

नोट : यह जानकर आपको मदद मिलेगी कि इस नाव में आप ही अकेले सवार नहीं हैं, दूसरे लोग भी वजन घटाने की लड़ाई में शामिल हैं। यही वजह है कि किताब में उन लोगों की कहानियां भी शामिल की गई हैं। इन किस्सों से काफी कुछ नया सीखने व जानने का मौका मिलेगा। इनसे आप जानेंगे कि कैसे आपका ड्रीम अवकाश भी, वजन घटाने के कार्यक्रम की धज्जियां उड़ा सकता है। हो सकता है कि पहले से पता होने के कारण, आप ये गलतियां न करें और अपनी जंग जीत ही लें।

दूसरा भाग

डाइट

भूखे रहना भूल जाएं : यह भाग आपको सही तरीके से खाते हुए, वजन घटाने के उपाय देगा।

अध्याय 6

हर कौर मायने रखता है

कम से अधिक पाने की कला

जानना बेहतर होगा : *"जब आप आदर्श वजन के बहुत पास हों तो एक-एक कैलोरी भी मायने रखती है। थोड़े खाने से अधिक संतोष पाना सीखें। भोजन के साथ ज़ेन तरीका अपनाएं; केवल स्वाद लेने की बजाए भोजन को सभी इंद्रियों के साथ खाएं।"*

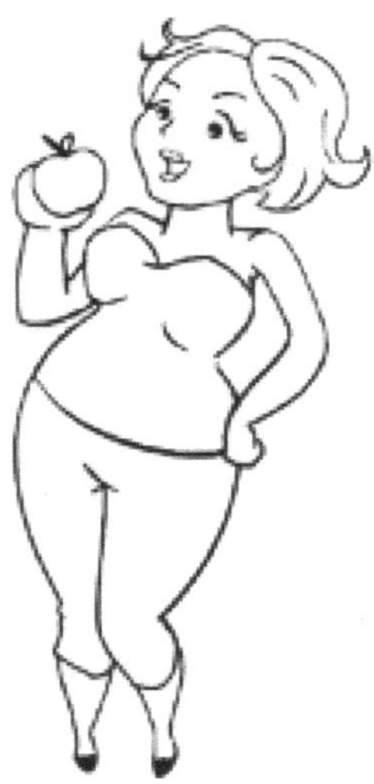

"डाइटिंग खाने का स्वाद छीन लेती है।" श्रुति (26) कहती हैं। खाने के लिए तो श्रुति का प्रेम जगजाहिर है, पर यहां आखिरी किलो वजन घटाने के चक्कर में वे ऐसा नहीं कर पा रहीं। हकीकत में, उन्हें यह जानकर भी इतनी खुशी नहीं मिल रही कि वे अपने आदर्श वजन के बहुत निकट हैं। वे फीकी

मुस्कान के साथ दिल की बात कहती हैं "मुझे तो अपने मंगेतर व होने वाली शादी के सपने देखने चाहिए, पर मैं तो खाने से भरी प्लेटों के सपने लेती हूं। क्या ऐसा हो सकता है कि अनाप-शनाप भी न खाया जाए और खाने का आनंद भी आ जाएं।"

हां, ऐसा हो सकता है। आपको अपने थोड़े से खाने से ही भरपूर संतुष्टि पानी है। श्रुति के लिए (हममें से अधिकतर के लिए) भोजन का संबंध केवल स्वाद से है। इसमें अगर आंख, नाक व अंगुलियों का भी काम हो तो? अगर कभी बेकरी गए हैं तो मेरा मतलब जान गए होंगे। ताजी ब्रेड की गंध व उसका मुलायम एहसास उसे और भी स्वादिष्ट बना देता है। मैं ग्राहकों को सलाह देती हूं कि वे प्लेट में पड़े स्वाद, रंग व गंध आदि सभी पर ध्यान दें व भोजन का पूरी संपूर्णता से आनंद लें। इस तरह मुंह में गए भोजन का अच्छा पाचन, अवशोषण होगा और रक्तधारा में चयापचय होगा। जरा सोचें कि अगर पोषक मूल्य ही सब कुछ होते तो शायद हम गोलियां व सप्लीमेंट खाकर ही जी लेते, है न?

इसके अलावा, जिस माहौल में खाना खा रहे हैं, आपकी भावात्मक अवस्था व खाने के समय होने वाली बातचीत भी मायने रखती है। माहौल जितना सकारात्मक होगा, भोजन उतनी आसानी से हजम होगा (तो खाने की मेज पर पेट्रोल के बढ़ते दाम जैसे विषय न छेड़ें)।

सजगतापूर्ण खानपान के लिए मैं एक प्रयोग करने की सलाह दूंगी। तीन तरह के खाने की ढेरियां लगाएं; जैसे सेब के टुकड़े, कुछ नट्स व दूध का गिलास।

एक जगह बैठें व आंखें बंद करें। गहरी सांस लें व छोड़ें, शरीर को सहज हो जाने दें। फिर आंखें खोलें व किसी एक ढेर से भोजन चुनें। उसके रंग, बनावट व गंध को इंद्रियों से महसूस करें, आंखें बंद करके एक कौर लें। अब जीभ से इसे मुंह में घुमाएं व स्वाद को महसूस करें। आपको स्वाद कैसा लगा? क्या कोई यादें जागीं? निगलने से पहले अच्छी तरह चबाएं व भरपूर स्वाद लें। क्या आपने भोजन को पेट तक जाते हुए महसूस किया? अब एक पल के लिए रुकें व अपने निरीक्षण पर ध्यान दें। मेरा अनुभव यह है कि आपको स्वाद व गंध लक्षण के साथ ही महसूस हुए होंगे। इस प्रक्रिया को दूसरे तरह के भोजन के साथ करें। स्वाद व गंध में समानताएं व असमानताएं जानें व उनसे जुड़ी यादें भी सहेजें।

हममें से तकरीबन, भोजन के समय व्यस्त रहते हैं, पूरे परिवार के साथ दिन भर की बातों पर चर्चा करते हैं, कुछ पढ़ते हैं या टी.वी. देखते हैं। पता तक नहीं चलता कि पेट ने भरने का संकेत कर दिया। पूरी

सजगता व मौन भाव से भोजन करें; कम से कम सप्ताह में एक बार अवश्य ऐसा करें व आप पाएंगे कि किस तरह एक-एक कौर आपके शरीर, मन व आत्मा को पोषण देगा। आपको दूसरी खुशनुमा चीजों के सपने देखने के लिए मुक्त कर देगा!

क्या मैं आपकी मदद कर सकती हूं?

कैलोरी की उचित मात्रा लेने व व्यायाम करने के बावजूद कोई नतीजे सामने नहीं आ रहे। लगता है किसी शैतान ने डाइटर्स को मायूस करने का ठका ले रखा है। क्या मुझे बार-बार वजन देखना छोड़ देना चाहिए?

सजग खानपान के साथ-साथ शरीर में हो रहे बदलावों के प्रति सजगता भी मायने रखती है। बेशक आप ढीली या कसी बेल्ट महसूस करते हैं, पर वह माप का कोई तरीका नहीं है। आपको सप्ताह में एक दिन, सुबह के समय वजन देखना चाहिए। हो सकता है कि हमेशा निराशाजनक नतीजे सामने न आएं। अचानक आपकी आंखों के आगे घटा हुआ अंक भी तो आ सकता है।

मेरे टॉप मंत्र

- शांत माहौल में भोजन करें। मन बेचैन हो तो उस समय खाना न खाएं।
- धीरे-धीरे चबाकर खाएं। प्रक्रिया के प्रति सजग रहें।
- अपनी भूख को मान दें। भूख लगने पर ही खाएं। पेट भरते ही खाना बंद कर दें।
- अपने पेट को एक चौथाई खाली रखने की कोशिश करें।
- भोजन समाप्त होने के कुछ मिनट बाद तक चुपचाप बैठें।

अध्याय 7

एक संतुलित आहार : एक भोजन की चार साइड

मिशन वेट लॉस में ज्यामिति का कमाल

जानना बेहतर होगा : *केवल कैलोरी न गिनें, उस भोजन पर भी ध्यान दें, जिससे कैलोरी मिलती है। फिटनेस लक्ष्य के प्रति इन कुछ आखिरी कदमों में, आपको ऐसा संपूर्ण भोजन चाहिए जो ऊर्जा व तंदुरुस्ती का तोहफा दे सके।*

बेशक जिन साधनों से वजन घटता दिख रहा हो, उनके लिए बेताबी होना स्वाभाविक ही है, पर कहीं आपकी सेहत के साथ खिलवाड़ तो नहीं हो रहा? तृष्णा (35) को बचपन में गणित से नफरत थी और अब जंगली घोड़े भी उसे नंबरों से अलग नहीं कर सकता। वह तो अपनी बेटी को भी इस मामले में कड़ी टक्कर दे सकती है, जिसने अभी स्कूल में नंबर सीखने शुरू ही किए हैं। तो वह क्या गिन रही है? बेशक, कैलोरीज। उसकी प्लेट में हर चीज़ बड़ी मुश्किल से नंबरों में तौले जाने के बाद ही परोसी जाती है। जोड़-घटा, गुणा-भाग के बाद ही वह कुछ खा पाती है। नतीजे भी निकल रहे हैं, पर कुछ न कुछ परेशान भी कर रहा है वजन घटने से तो अच्छा लगता है, लेकिन आंखों के नीचे सूजन, नाखूनों में दरारें, बेजान त्वचा व थका हुआ शरीर, क्यों?

यह एक क्लासिक मामला है, जहां मात्रा के सामने गुणवत्ता की उपेक्षा की जाती है। तृष्णा को यह तो पता है कि वह मुंह में कितनी कैलोरी डाल रही है, पर क्या वह अनिवार्य व गैर-अनिवार्य कैलोरी में अंतर कर रही है?

कहीं पोषण के अभाव में ही तो उसकी यह दशा नहीं हो रही। वजन घटाने के शुरुआती दौर में प्रायः इन पहलुओं को नज़रंदाज कर दिया जाता है, लेकिन जब आप उस बिंदु पर आ जाएं, जहां पहुंच कर ऐसा लगे कि आप कहीं नहीं जा रहे तो उस समय फिटनेस प्लान की बुनियाद पर एक नज़र डालना आवश्यक हो जाता है यानी सिर्फ एक लो-कैल डाइट की बजाए स्वस्थ डाइट लेना। केस स्टडी पर वापिस आते हुए मैं उसे व आपको स्क्वेयर मील अपनाने की सलाह देना चाहूंगी हालांकि सुनने में यह आपको विस्तृत व गैर-सेहतमंद मील लग सकता है, पर बात कुछ अलग है :

एक वर्ग बनाएं। इसकी चारों भुजाएं महत्त्वपूर्ण खाद्य समूह की प्रतीक हैं, जो कि आपकी डाइट में अवश्य होने चाहिए :

सिरियल्स :

1. कार्ब की मात्रा होने के कारण ये शरीर व मस्तिष्क को ऊर्जा देते हैं।
2. प्रोटीन से भरपूर भोजन के बिना आपका शरीर मैकेनिक रहित कार जैसा है। प्रोटीन अमीनो एसिड में बदलकर शरीर की मांसपेशियों व हड्डियों को बनाने व मरम्मत करने में सहायक होता है।
3. फल व सब्जियों से आवश्यक विटामिन व मिनरल की कमी पूरी होती है।
4. वसा व चीनी को हालांकि अच्छा नहीं माना जाता, पर ये भी भोजन का अनिवार्य अंग है। इनकी सीमित मात्रा लें, किंतु बिल्कुल ही लेना न छोड़ें।

वाष्प कोशिका निर्माण के काम आती है, ऊर्जा प्रदान करती है, शरीर की ऊष्मा बनाए रखती है व अंगों को क्षतिग्रस्त होने से बचाती है। बालों व त्वचा को स्वस्थ रखते हुए विटामिन ए, डी, ई तथा के विलयन व अवशोषण में सहायक होती है। कुछ निश्चित हारमोन बनाने के लिए भी अनिवार्य फैटी एसिड चाहिए।

संपूर्ण आहार के लिए आपके तीन प्रमुख भोजन नाश्ता, लंच व डिनर इसी स्क्वेयर के हिसाब से होने चाहिए।

आपकी प्लेट में चार खाद्य समूह निम्नलिखित रूपों में आकार लेंगे :

सिरीयल्सः अनरिफाइंड, चावल, गेहूं, बार्ली, बाजरा, रागी, ज्वार व जई जैसे साबुत अन्न व पोहा, सूजी व दलिया।

प्रोटीन से भरपूर खाद्य पदार्थ- (शाकाहारी) लो-फैट दूध व दूध से बने पदार्थ, फलीदार पदार्थ, दालें, अंकुरित अनाज, मेवे, बीज व सोय उत्पाद (मांसाहारी) लीन मीट, चिकन, फिश व अंडे आदि।

फल व सब्जियां : फलों व सब्जियों में लाल टमाटर, गुलाबी पत्तागोभी, बैंगनी बैंगन, पीली शिमला मिर्च व हरा पालक आदि शामिल कर सकते हैं।

वसा व चीनी : तेल (पूरे दिन में दो चम्मच से अधिक नहीं) व चीनी की कम से कम मात्रा। फलों से प्राकृतिक रूप में मिलने वाली शुगर लें। यदि इनका सही अनुपात लिया तो वजन घटाने में भी आसानी होगी।

क्या मैं आपकी मदद कर सकती हूं?

मुझे दाल पसंद नहीं। मैं लंच में सब्जी-चपाती लेता हूं। क्या यह ठीक है?

नहीं, इस तरह आपको लंच में प्रोटीन नहीं मिलेगा। दाल पसंद नहीं तो न खाएं, पर दूसरे खाद्य पदार्थों से प्रोटीन लेने की कोशिश करें, जैसे-दही, छाछ, अंकुरित अनाज, लो-फैट पनीर या टोफू।

अगर खाने में पनीर हो तो मैं सब्जी छोड़कर लस्सी ले लेती हूं। क्या मेरा भोजन संतुलित है?

नहीं, सब्जी न लेने का मतलब होगा रेशे, पोषण से भरपूर विटामिन व मिनरल की कमी होना। भाप में पकी या सलाद में कच्ची सब्जी लें। सब्जी या गाजर का सूप ही खाने को संतुलित बनाएगा।

मैं शाकाहरी हूं। मतलब क्या मुझमें भी प्रोटीन की कमी होगी?

बिल्कुल नहीं। शाकाहारी भी दाल, अनाज, दूध, दूध से बने उत्पादों व सोया से भरपूर प्रोटीन ले सकते हैं। जंतु उत्पादों (दूध व उससे बने पदार्थों) में भरपूर प्रोटीन होता है बाकी सबमें संपूर्ण प्रोटीन नहीं होता, जैसे दाल व रोटी आदि। शाकाहारी पदार्थों की निम्नलिखित सूची से प्रति पदार्थ 7 ग्राम

प्रोटीन मिलता है जिंतना 20 ग्राम मांस से मिलेगा, (दियासलाई के आकार का चिकन पीस)।

1/4 कप पनीर

240 मि.ली. दूध

1/2 कप पकी फलिया

1/3 कप दही

1/4 कप टोफू

1 कप सोय मिल्क

2 बड़े चम्मच मिले-जुले मेवे

मेरे टॉप मंत्र

- छिलका उतरे हुए अनाज व दालें न खाएं। इनमें रेशे व पोषक पदार्थों का मूल्य घट जाता है।
- सोया अपनाएं। इसमें सभी आवश्यक नौ अमीनो एसिड पाए जाते हैं व इसकी गिनती संपूर्ण प्रोटीन में होती है।
- अंडे दोहरा काम करते हैं। जर्दी में वसा व कॉलेस्ट्रॉल होता है इसलिए उसकी सफेदी खाना ही बेहतर होगा।
- हल्की पकी सब्जियों के लिए स्वाद विकसित करें। अधिक पकाने से प्राकृतक पोषक तत्व नष्ट हो जाते हैं।
- मिठाई व केक की फालतू वसा व चीनी से बचें। आप अनुमान नहीं लगा पाएंगे कि आपके अंदर कितनी चीनी व वसा चली गई।

अध्याय 8

कैलोरी काउंटर

एक छरहरी देह पाने के लिए इन आंकड़ों को ध्यान में रखें

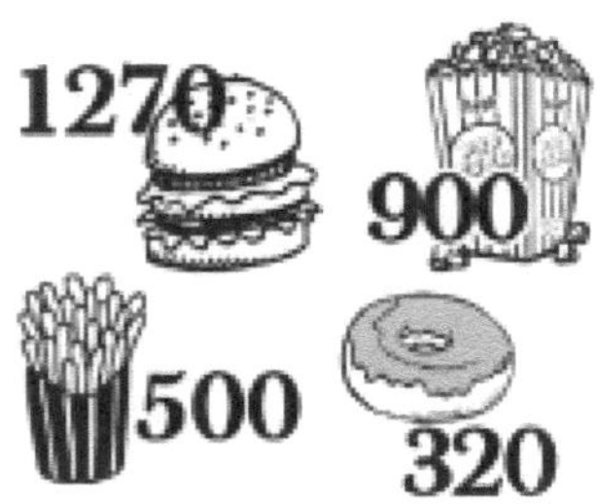

***जानना बेहतर होगा :** एक सेब में कितनी कैलोरी होती हैं? क्या तंदूरी चिकन मटन करी से हल्का होता है? मक्खन/घी बेहतर चुनाव क्या है? इन सभी के उत्तर आपके लिए प्रस्तुत हैं :*

अगर आप वजन घटाने के मामले में काफी आगे तक आ गई हैं तो इसका मतलब है कि इस बारे में काफी जानकारी भी हो गई होगी। यह समझ आ गया होगा कि किसी भी डाइट प्लान में कैलोरी का हिसाब रखना कितना मायने रखता है, पर क्या कैलोरी की गणना काफी है? बेशक आप घी से तर पूरियां खाने के बाद पूरा दिन कुछ नहीं लेतीं ताकि संतुलन बना रहे, पर क्या यह आपके शरीर के लिए ठीक है? हो सकता है कि आप डाइट में से तेल व वसा ही पूरी तरह से घटा दें, पर क्या यह सेहत के लिए लंबे समय में ठीक होगा?

आपके हाथ में यह पुस्तक है यानी काफी वजन घटा लिया है पर अब सुई अटक गई है। हो सकता है कि ऐसा इसी असंतुलन के कारण हो रहा हो,

इसमें सुधार लाएं, कैलोरी की गणना व पोषण; दोनों का उचित संतुलन बनाएं। यदि आपने 'एक संतुलित डाइट' वाला अध्याय पढ़ा है तो आप भोजन की 'चार साइड' के बारे में जानती हैं। अब मैं यही कहूंगी कि आप अनाज, प्रोटीनयुक्त खाद्य पदार्थ, फल-सब्जियों व सीमित मात्रा में वसा/चीनी से कैलोरी की मात्रा लें। इस तरह ऊर्जा भी भरपूर होगी व दिनचर्या निभाने में भी कोई दिक्कत नहीं होगी।

यह कैलोरी चार्ट, मेरे स्क्वेयर मील संस्करण पर आधारित है यदि खाने-पीने में सही कैलोरी लेंगी तो वजन घटाने में मदद मिलेगी। भोजन के चुनाव से पहले इसे पढ़ें व भोजन की योजना बनाने के लिए दिशा-निर्देश की तरह प्रयोग में लाएं।

सिरीयल (अनाज)

2 स्लाइस ब्रेड	150 कैलोरी
1 रोटी	70 कैलोरी
1 परांठा	235 कैलोरी
1 नान	150 कैलोरी
2 खाकरा	120 कैलोरी
1 कप चावल (40 ग्राम)	140 कैलोरी
1 कप जई का दलिया	150 कैलोरी
1 कप सिरियल फ्लेक	185 कैलोरी
1 सर्विंग नूडल्स (75 ग्राम)	240 कैलोरी
1 सर्विंग साबुत अनाज का पास्ता (75 ग्राम)	200 कैलोरी

प्रोटीन से भरपूर खाद्य पदार्थ

डेयरी व अंडा

1 कप गाय का दूध (200 मि.ली.)	135 कैलोरी
1 कप भैंस का दूध (200 मि.ली.)	230 कैलोरी
1 कप स्किम्ड दूध (200 मि.ली.)	60 कैलोरी
1 कप छाछ (200 मि.ली.)	50 कैलोरी
1 कप लो-फैट दही (150 मि.ली.)	60 कैलोरी
100 ग्राम पनीर	250 कैलोरी

1 मध्यम आकार का अंडा	80 कैलोरी
3 अंडों की सफेदी	50 कैलोरी

मेवे

10 बादाम (10 ग्राम)	100 कैलोरी
7 काजू (20 ग्राम)	120 कैलोरी
20 मूंगफली (10 ग्राम)	60 कैलोरी
10 पिस्ते (10 ग्राम)	65 कैलोरी

दालें

1 कप सादी दाल	150 कैलोरी
1 कप चना	250 कैलोरी

मांस व मछली (कम से कम तेल के साथ)

1 कप मटन करी	295 कैलोरी
2 टुकड़े तंदूरी चिकन	175 कैलोरी
1 कप फिश करी	250 कैलोरी
1 कप प्रॉन करी	327 कैलोरी
1 मध्यम आकार में चिकन ब्रेस्ट/मछली	100 कैलोरी
1 कटोरा चिकन सूप	110 कैलोरी

फल व सब्जियां

फल

1 बड़ा सेब (100 ग्राम)	60 कैलोरी
1 छोटा केला (200 ग्राम)	100 कैलोरी
1 छोटा आम (100 ग्राम)	74 कैलोरी
20 अंगूर (100 ग्राम)	71 कैलोरी
1 कटा खरबूजा (100 ग्राम)	20 कैलोरी
1 मध्यम आकार का संतरा (100 ग्राम)	72 कैलोरी
1 मध्यम आकार का आड़ू (100 ग्राम)	50 कैलोरी
1 मध्यम आकार का नाशपाती (150 ग्राम)	75 कैलोरी

1 स्लाइस पपीता (100 ग्राम)	30 कैलोरी
1 स्लाइस अन्नानास (100 ग्राम)	50 कैलोरी
1 कप अनार के दाने (100 ग्राम)	70 कैलोरी

पकी सब्जियां (कम से कम तेल में)

1 कप हरी सब्जियां	90 कैलोरी
1 कप मिली-जुली सब्जियां	120 कैलोरी
1 कप एग प्लांट सब्जियां	185 कैलोरी
1 कप आलू की सब्जी	200 कैलोरी

सब्जियां (सलाद)

1 मध्यम आकार की गाजर (60 ग्राम)	29 कैलोरी
1 मध्यम आकार की शिमला मिर्च (100 ग्राम)	24 कैलोरी
1 मध्यम आकार का खीरा (150 ग्राम)	20 कैलोरी
100 ग्राम सलाद पत्ता	20 कैलोरी
1 मध्यम आकार का प्याज (50 ग्राम)	25 कैलोरी
1 मध्यम आकार का टमाटर (60 ग्राम)	10 कैलोरी
1 मध्यम आकार की मूली (100 ग्राम)	25 कैलोरी

सब्जियों से बने सूप

1 कटोरा टमाटर सूप	60 कैलोरी
1 कटोरा मशरूम सूप	110 कैलोरी
1 कटोरा मिनस्ट्रोन सूप	130 कैलोरी

वसा व चीनी

तेल

1 छोटा चम्मच मक्खन (5 ग्राम)	36 कैलोरी
1 छोटा चम्मच घी (5 ग्राम)	45 कैलोरी
1 छोटा चम्मच तेल (5 ग्राम)	40 कैलोरी

चीनी

1 छोटा चम्मच सफेद चीनी (5 ग्राम)	20 कैलोरी

1 छोटा चम्मच शहद (5 ग्राम)	15 कैलोरी
5 ग्राम गुड़	19 कैलोरी

ध्यान दें!

इन खाद्य पदार्थों में भी कैलोरीज़ छिपी होती हैं :

1 छोटा चम्मच जैम	30 कैलोरी
1 छोटा चम्मच अचार	35 कैलोरी
1 बड़ा चम्मच टोमैटो कैचअप	17 कैलोरी
1 बड़ा चम्मच मेयोनीज़	150 कैलोरी
1 बड़ा चम्मच फ्रेंच ड्रेसिंग	70 कैलोरी

क्या मैं आपकी मदद कर सकती हूं?

ये सारी कहानी कैलोरी की है मैं तो कहूंगी कि अगर मोटापा अनुवांशिक है तो चाहे खाएं न खाएं, आप वे अतिरिक्त किलो नहीं घटा सकतीं। मैं कोशिश करने पर भी नहीं कर पा रही, तो क्यों न हार मान ली जाए?

वजन के लिए अनुवांशिकी महत्त्व तो रखती है, पर यह कोई कारक नहीं कि आप हार मान लें। भले ही आप फैशन मॉडल न हों, पर शरीर को सही आकार व वजन देने की कोशिश तो कर ही सकती हैं, पर इसके लिए खानपान में कुछ बदलाव लाकर एक्सरसाइज का रूटीन अपनाना होगा। इस मामले में तो कैलोरी से भी असर पड़ेगा।

मेरे टॉप मंत्र

- जो चाहिए, स्टॉक में वही रखें। भोजन की योजना पहले से बना लें।
- कैलोरी के हिसाब से चलें। छिपी कैलोरी पर भी ध्यान दें।
- फास्टफूड के लीपलेट घर न लाएं। इनकी जानकारी आपका मन ललचा सकती है।

अध्याय 9

डाइट चार्ट : मैप मील

विभिन्न कैलोरी आवश्यकता के लिए मेन्यू

जानना बेहतर होगा :- *वजन घटाना भी एक गणित है। वजन घटाने के लिए जरूरी है कि आप ली जा रही कैलोरी की मात्रा घटाएं व व्यायाम के माध्यम से उसकी खपत बढ़ाएं।*

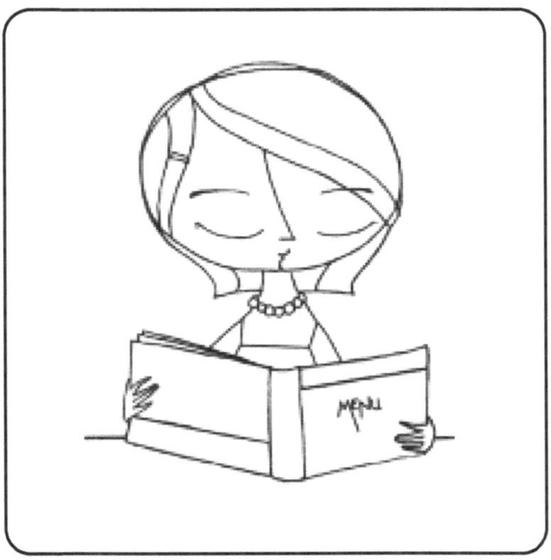

कोई जेनेटिक डाइट प्लान अपनाने का मतलब होगा कि आप अपनी सहेली की पोशाक में फिट होने की कोशिश कर रही हैं 10 में से 9 मामलों में यह आपको फिट नहीं आएगी।

आपको अपने वजन, आयु, गतिविधि के स्तर, मेटाबालिक रेट व जीवनशैली के अनुसार डाइट प्लान लेना चाहिए; जैसे

- पुरुष व स्त्रियों को वजन बनाए रखने के लिए औसतन प्रतिदिन 2200 व 2000 कैलोरी चाहिए।
- यदि आप वजन घटाने जा रहे हैं तो एक दिन में 500 कैलोरी यानी एक सप्ताह में 3500 कैलोरी घटाएं, इस तरह प्रति सप्ताह एक पौंड घटा सकेंगे। कैलोरी ग्रहण की मात्रा घटाएं व व्यायाम से कैलोरी खपत में वृद्धि करें।
- वजन घटने के अनुसार डाइट व व्यायाम की योजना में भी समय-समय पर बदलाव लाने होंगे। क्या मैं आपकी मदद कर सकती हूं, की मदद लें)।
- वजन घटाने के जोश में कैलोरी ग्रहण की मात्रा को 1200 से कम न करें। इससे शरीर भूखा रहेगा, मेटाबॉलिक दर घटेगी व ऊर्जा का क्षय होगा। वेट लॉस मिशन को उल्टा नुकसान होगा।

अपनी कैलोरी आवश्यकता जानने के लिए यह फार्मूला अपनाएं। (यह किसी भी स्वस्थ वयस्क के लिए कारगर है)। पौंड में मौजूदा वजन को 10 से गुणा करें। फिर गतिविधि व व्यायाम से घटी फालतू कैलोरी जोड़ें (निम्नलिखित जानकारी पर ध्यान दें)। इस तरह जो आंकड़ा आएगा, आपको वजन बनाए रखने के लिए लगभग उतनी कैलोरी चाहिए। वजन घटाने के लिए कम कैलोरी लें व वर्कआउट से ज्यादा घटाएं। यह सूची आपकी सहायता कर सकती है।

यदि आप....	**आपका कैलोरी बैलेंस स्तर है...**
वजन बनाए रखना	**संतुलन में** आप अंदाज़न उतना ही खा रहे हैं, जितनी कैलोरी आपका शरीर इस्तेमाल कर रहा है।
वजन का बढ़ना...	**कैलोरी की अधिक मात्रा...** आप कैलोरी की इतनी मात्रा ले रहे हैं, जिसे शरीर पूरी तरह से व्यय नहीं कर पा रहा।
वजन घटाना...	**कैलोरी की हानि** आप जितनी कैलोरी प्रयोग में ला रहे हैं, उससे कम मात्रा में खा रहे हैं।

कैलोरी घटाएं

चहलकदमी	:	*प्रति घंटा 300 कैलोरी*
पहाड़ी पर चहलकदमी	:	*प्रति घंटा 400 कैलोरी*
तैराकी	:	*प्रति घंटा 400 कैलोरी*
साइकलिंग	:	*प्रति घंटा 350 कैलोरी*
टेनिस, स्क्वैश, बैडमिंटन	:	*प्रति घंटा 400 कैलोरी*
दौड़	:	*प्रति घंटा 400 कैलोरी*

बस अब आपको अपनी ज़रूरत के हिसाब से डाइट प्लान लेना है। इस तरह वजन घटाने के साथ-साथ पोषक तत्त्वों की पूर्ति भी हो जाएगी। मेरा तो यही मानना है कि किन्हीं दो लोगों को एक जैसी डाइट सूट नहीं कर सकती। हर डाइट प्लान आपके शरीर की ज़रूरतों, पसंद-नापसंद आदि के अनुसार होना चाहिए। इसके अलावा व्यायाम को जीवनशैली का अंग बनाएं। डॉक्टर की राय से, सेहत से जुड़े मुद्दे या किसी भी तरह की आहार संबंधी आवश्यकता पर चर्चा कर लें।

(a)1250, **(b)** 1500 व **(c)** 1800 कैलोरी के चार्ट प्रयोग में लाते हुए, अपना वजन घटाने की योजना बनाएं। एक दिन में दो छोटे चम्मच से अधिक खाने का तेल प्रयोग न करें। तेल का अधिक प्रयोग कार के स्पेयर टायर जैसा है, जिसे कार के लिए ही छोड़ दें, उन्हें अपने पेट के आसपास न जमने दें (यानी चर्बी की परतों से बचें) व्यक्तिगत रूप से ली जाने वाली कैलोरी की मात्रा का पूरा ध्यान रखें :

डाइट प्लान @1250 कैलोरी

नाश्ता (स्क्वेयर मील) 230 कैलोरी

1 कप जौ का दलिया या 2 स्लाइस होल व्हीट ब्रेड (150 कैलोरी)

1 कप स्किम्ड दूध या 3 अंडों की सफेदी (50-60 कैलोरी)

1 स्लाइस पपीता (30 कैलोरी)

दोपहर से पहले 60 कैलोरी

1 सेब (60 कैलोरी)

लंच (स्क्वेयर मील) 470 कैलोरी

1 कप सलाद (60 कैलोरी)

1 कप सादी दाल (150 कैलोरी)

1 कप मिलीजुली सब्जियां (120 कैलोरी)

2 रोटियां या 1 कप (40 ग्राम)

चावल (140 कैलोरी)

दोपहर 100 कैलोरी

2 क्रीम बिस्कुट (100 कैलोरी)

1 कप हरी चाय (कोई कैलोरी नहीं)

शाम 100 कैलोरी

1 कप मिले जुलेफल (100 कैलोरी)

डिनर (स्क्वेयर मील) 290 कैलोरी

1 कटोरा टमाटर का सूप (60 कैलोरी)

1 कप सलाद (60 कैलोरी)

1 कप हरी सब्जियां या 1 मध्यम पीस चिकन/फिश (100 कैलोरी)

1 रोटी (70 कैलोरी)

डाइट प्लान @1500 कैलोरी

नाश्ता (स्क्वेयर मील) 310 कैलोरी

1 कप जौ का दलिया, 2 स्लाइस होल व्हीट ब्रेड (150 कैलोरी)

1 कप स्किम्ड दूध (60 कैलोरी)

1 टी स्पून चीनी (20 कैलोरी)

5 बादाम या 3 अंडों की सफेदी (50 कैलोरी)

1 स्लाइस पपीता (30 कैलोरी)

दोपहर से पहले 100 कैलोरी

1 कप मुरमुरा (100 कैलोरी)

लंच (स्क्वेयर मील) 380 कैलोरी

1 कप सलाद (60 कैलोरी)

1 कप लो-फैट दही (60 कैलोरी)

1 कप मिलीजुली सब्जियां (120 कैलोरी)

2 रोटियां या 1 कप (40 ग्राम) चावल (140 कैलोरी)

दोपहर 100 कैलोरी

2 क्रीमरहित बिस्कुट (100 कैलोरी)

1 कप हरी चाय (नाममात्र की कैलोरी)

शाम 100 कैलोरी

1 कप मिलेजुले फल (100 कैलोरी)

रात से पहले 170 कैलोरी

1 सेब (60 कैलोरी)

1 स्लाइस होल व्हीट ब्रेड (75 कैलोरी)

ब्रेड की टॉपिंग (पुदीने की चटनी व सलाद) (35 कैलोरी)

1 कप हरी चाय (नाममात्र की कैलोरी)

डिनर (स्क्वेयर मील) 340 कैलोरी

1 कटोरा चिकन या दाल का सूप (110 कैलोरी)

1 कप सलाद (60 कैलोरी)

1 कप हरी सब्जी या मध्यम आकार में चिकन/फिश पीस (90 से 100 कैलोरी)

1 रोटी (70 कैलोरी)

डाइट प्लान 1800 कैलोरी

नाश्ता (स्क्वेयर मील) 310 कैलोरी

1 कप ओट दलिया या 2 स्लाइस मल्टी ग्रेन ब्रेड (150 कैलोरी)

1 कप स्किम्ड दूध (60 कैलोरी)

1 टी स्पून चीनी (20 कैलोरी)

5 बादाम या 3 अंडों की सफेदी से बना ऑमलेट (50 कैलोरी)

1 स्लाइस पपीता (30 कैलोरी)

सुबह के बाद

1 कप मुरमुरा या बिना मक्खन के पापकॉर्न (100 कैलोरी)

लंच (स्क्वेयर मील) 530 कैलोरी

1 कप सलाद (60 कैलोरी)

1 कप सादी दाल (150 कैलोरी)

1 कप लो-फैट दही (60 कैलोरी)

1 कप मिलीजुली सब्जियां (120 कैलोरी)

2 रोटी या 1 कप (40 ग्राम) चावल (140 कैलोरी)

दोपहर 100 कैलोरी

बिना क्रीम के दो बिस्कुट (100 कैलोरी)

1 कप हरी चाय (नाममात्र कैलोरी)

रात से पहले 170 कैलोरी

1 सेब (60 कैलोरी)

1 स्लाइस होल व्हीट ब्रेड (75 कैलोरी)

ब्रेड टॉपिंग (पुदीना चटनी व सलाद) (35 कैलोरी)

1 कप हरी चाय (नाममात्र कैलोरी)

डिनर (स्क्वेयर मील) 490 कैलोरी

1 कटोरा चिकन / मशरूम सूप (110 कैलोरी)

1 कप सलाद (60 कैलोरी)

1 कप सादी दाल (150 कैलोरी)

1 कप हरी सब्जी या 1 पीस चिकन / फिश (100 कैलोरी)

1 रोटी (70 कैलोरी)

मैं आपकी क्या मदद कर सकती हूं?

पहले-पहल तो आसानी से वजन घटा कर अब वजन घटाना भारी हो रहा है। मैंने खानपान की आदतें भी नहीं बदली। क्या आप बता सकती हैं कि क्या गलत हो रहा है?

यह एक आम शिकायत है "ये कुछ आखिरी व छठी किलो आसानी से नहीं जाते!" क्यों? क्योंकि आपको हल्का रखने के लिए कुछ कैलोरी ही काफी होती है। वजन घटाना है तो खान-पान की पिछली आदतें तो बनाए रखें पर साथ ही खाने को थोड़ा हल्का रखते हुए व्यायाम की मात्रा बढ़ा दें।

नोट : किसी भी कीमत पर कैलोरी ग्रहण की मात्रा 1200 से कम न जाए।

मेरे टॉप मंत्र

- स्वयं को एक हेल्दी ईटर के रूप में मानसिक चित्रण करें।
- डाइट फूड को मसालों व हर्ब्स से चटपटा बनाएं।
- रोज़ 8 से 10 गिलास पानी पिएं।

अध्याय 10
नाश्ते को कहें 'हां'
ताकि आपकी डाइट टॉप गीयर में रहे!

***जानना बेहतर होगा :** रेशे व ऊर्जा से भरपूर स्नैक के साथ दिन की शुरुआत करें ताकि पूरा दिन ऊर्जा का स्तर बना रहे।*

हां अगर आप एक उल्लू हैं, जो सब काम रात को करता है या शरीर पर वसा की परतें जमाना चाहते हैं तो बेशक नाश्ता छोड़कर रात को भारी डिनर का विकल्प अच्छा है। (तब तो आप गलत पुस्तक के गलत पृष्ठ पर है)। पर बाकी बचे हम लोग तो एक स्वस्थ व भरपूर नाश्ते के साथ ही दिन की

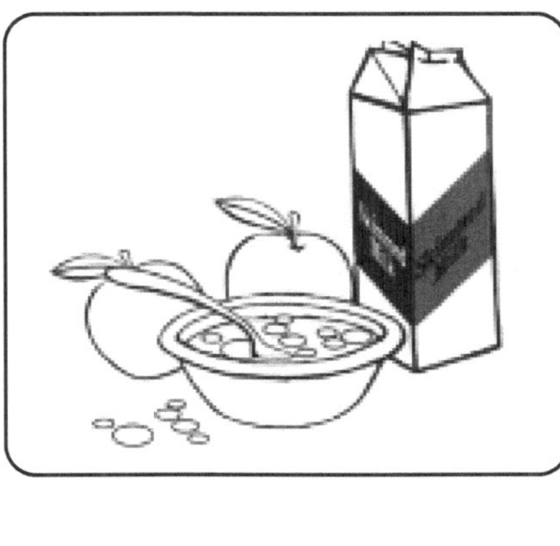

शुरुआत करते हैं। इससे हमारी सेहत को इतना लाभ होता है कि हम कल्पना तक नहीं कर सकते। यह पूरी रात से खाली पड़े पेट (अगर आप रात-आधी रात को उठकर स्नैक नहीं खाते) को भरता है, खाली पेट के कम ग्लूकोज़ स्तर को सुधारता है व सुबह से ही सक्रिय बनाए रखता है।

शालिनी सुबह जल्दी उठकर मेरी योग कक्षाओं में आती। फिर एक कप चाय लेकर काम पर चली जाती। वह कहती है "एक तो सुबह खाने का समय नहीं होता। दूसरे, मुझे भरपेट नाश्ते ही बजाए हल्का रहना अच्छा लगता है।" पर जब उसकी हल्की सुबह; भारी दोपहर व रात में बदलने लगी तो उसे एहसास हुआ कि वह गलत रास्ते पर थी। "मैं अक्सर थकी रहती व भूख महसूस करती। भरपाई करने के लिए भरपेट लंच व डिनर लेती। इस तरह सक्रिय रहने के बावजूद मेरा वजन बढ़ने लगा।"

नाश्ता हमारे लिए कितना महत्त्व रखता है, अगर यह जान लें तो शायद कभी इसे छोड़ने की बात मन में न लाएं। जैसा कि मैंने बताया कि सारी रात पेट खाली रहा है, इसलिए उसे दिन की शुरुआत के लिए ऊर्जा चाहिए। अगर आपने ऐसा न किया तो शालिनी जैसे हालात से गुजरना पड़ सकता है।

तो एक राजा की तरह नाश्ता करें, लेकिन अगर आपके दिमाग में तेल से भरी पूरी-भाजी, पराठां, मक्खन लगे टोस्ट, घी, डोसा, मेदू बड़ा वगैरा घूम रहे हैं तो जरा संभलें! आपको ऊर्जा चाहिए, सारा दिन आलस्य में नहीं बिताना। यहां तक कि सिरका, जैम व क्रीम आदि स्प्रेड भी अच्छे विकल्प नहीं हैं।

नाश्ते में रेशेदार भोजन लेना उपयुक्त रहेगा। ताजे फल खाएं, फलों का जूस पीने से उनके रेशों का लाभ नहीं मिलेगा क्योंकि वह तो जूस निकालने की प्रक्रिया में नष्ट हो जाता है। ज्वार, मकई, बाजरा व रागी जैसे अनाजों को चोकर सहित खाएं। हल्की भाप में पकी सब्जियां, अंकुरित अनाज आदि के साथ स्किम्ड दूध या लो-फैट डेयरी उत्पाद ले सकते हैं।

जैसा कि सब मानते हैं, नाश्ता बनाने में समय नष्ट होगा; यह एक गलत धारणा है। रात को पहले से कुछ तैयारी की हो तो सादा नाश्ता बनाने में देर नहीं लगती। सूजी का उपमा बनाना हो तो पहले से ही सूजी भून लें व सब्जियां कटी-छिली पड़ी हों। सुबह के समय बस झटपट उपमा बना लें। सप्ताह के अंत में थोड़ी चटनी पीसकर फ्रिज में रखें ताकि पूरा सप्ताह खायी जा सके। टोस्ट पसंद है तो होल-व्हीट या मल्टीग्रेन ब्रेड, चटनी, पनीर, टमाटर व खीरे के साथ सैंडविच बनाएं। मुझे सिरीयल बड़े पसंद हैं; अगर आपको भी मुसली, कॉर्नफ्लेक या दलिया पसंद है तो झटपट बना लें। उसमें रोज़ नए फलों का स्वाद पाएं। कई बार सादे उपायों से भी नए-नए स्वाद लिए जा सकते हैं।

क्या मैं आपकी मदद कर सकती हूं?

क्या आप नाश्ते के लिए कुछ विकल्प दे सकती हैं?

इन्हें आजमाएं :

पोहा व सब्जियां + 1 कप दही

या

स्किम्ड दूध के साथ जौ का दलिया + पपीता

या

साबुत अनाज से बने टोस्ट व टमाटर, खीरा + पुदीना चटनी + स्किमड दूध की चाय

या

मिलेजुले फल + साबुत अनाज से बना टोस्ट + स्किम्ड दूध की चाय

यहां चार्ट में भोजन से जुड़ी रेशे की मात्रा दी गई हैं

बींस व दालें

1/2 कप पकी दाल	7.8 ग्राम
1/2 कप पके राजमा	7.3 ग्राम
1/2 कप पके चने	5.3 ग्राम

अनाज

1 कप पकी जई	4 ग्राम
3/4 कप रेज़िन ब्रान	5 ग्राम
3/4 कप ब्रान फ्लेक्स	5 ग्राम

ब्रेड व अन्न

1/2 कप पके ब्राउन चावल	2 ग्राम
1 स्लाइस होल–व्हीट ब्रेड	2 ग्राम

फल

छिलके सहित नाशपाती	4 ग्राम
छिलके सहित सेब	3.7 ग्राम
छिलके सहित आडू	3.4 ग्राम
2 सूखे अंजीर	4 ग्राम

मेरे टॉप मंत्र

- नाश्ता करने के बाद खुद से पूछें कि क्या आप और खा सकते हैं, यदि जवाब 'न' में आए तो इसका मतलब होगा कि आपने ज्यादा खा लिया है। यदि आप और खा सकते हैं तो इसका मतलब होगा कि आप सही रास्ते पर हैं। अपना पेट एक-चौथाई खाली रखें।
- नाश्ते के मेन्यू में रेशे से भरपूर फल, सब्जी व अनाज शामिल करें। यदि हो सके तो कुछ फल-सब्जी छिलके समेत खाएं क्योंकि उनमें भी रेशे की भरपूर मात्रा होती है। एक सेब के छिलके में 75 प्रतिशत डायरी फाइबर होता है। बस खाने से पहले उन्हें अच्छी तरह धोना न भूलें।

अध्याय 11

पानी के लिए चीयर्स

ज़ीरो कैलोरी हीरो

जानना बेहतर होगा : *पानी पीने से भूख मिटती है और नई ऊर्जा प्राप्त होती है दोनों ही वजन घटाने की सफल पारी की कुंजियां हैं।*

यह मुफ्त है व आसानी से मिलता है, तो भी आप इसे आप अपनी जीवनशैली का एक हिस्सा क्यों नहीं बना पाते? शीरीन (38) को घर से बाहर निकलने पर भारतीय शौचालयों का भय सताता है। "मेरी कोशिश यही होती

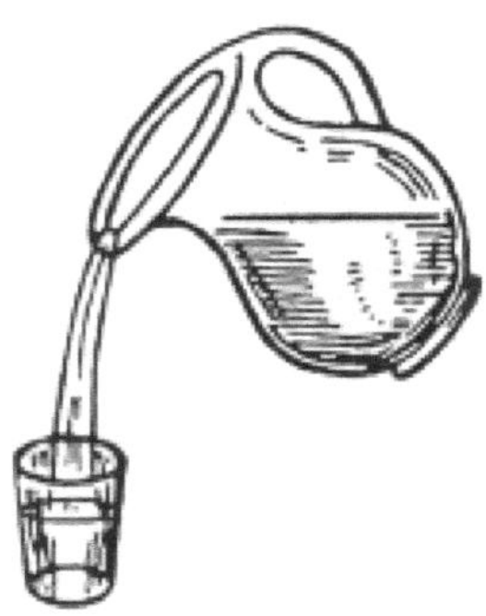

है कि मैं घर से तरल पदार्थ न पीकर जाऊं ताकि मुझे किसी शौचालय की सेवाएं न लेनी पड़ीं कौन जाने वे किस हाल में मिलें? बैक्टीरिया के लिए दावत बनने से तो बेहतर ही होगा कि मैं प्यासी ही रहूं।" यह कहते ही उनका माथा चिंता की रेखाओं से भर जाता है। उनकी बेटी का भी यही कहना है, वे घर से निकलते समय पानी नहीं पीतीं।

शौचालय साफ हों या न हों, लोग सिर्फ 3-4 गिलास पानी पीने के बारे में ही सोचते हैं जो कि उनकी रोज़ की खुराक का आधा है बांबे अस्पताल में जाकर मैंने यही निष्कर्ष निकाला। ये आंकड़े काफी भयंकर हैं जबकि हमारे शरीर में 65 से 70 प्रतिशत तक जल भरा है। इस अभाव के कारण शरीर में पानी की कमी (निम्न रक्तचाप, कब्ज एवं मेटाबालिक गतिविधि में समस्या) हो सकती है; इस तरह शरीर के आखिरी किलो वजन घटाने में भी दिक्कत हो सकती है (ओह, अब बात में थोड़ा रस आया)। शशि (39) जब पहले-पहल मेरे पास आया तो काफी थका-थका सा था। चेहरा पीला पड़ा हुआ था, उसे कब्ज भी थी। उसे वजन घटाने में भी मुश्किल हो रही थी। उसे दवा नहीं पानी की ज़रूरत थी। जब से उसने, एक दिन में दस गिलास पानी पीना शुरू किया तो उसका जीवन ही बदल गया। "मेरा चेहरा दमक रहा है। मेरा पेट भी सही तरह से काम कर रहा है। मेरा वजन घटने लगा।" उसने खुशी से बताया। कोई भी ब्रांड इससे अधिक प्रभावी नहीं हो सकता।

तो दो गिलास पानी से दिन की शुरुआत करें। गुनगुने पानी में थोड़ा नींबू निचोड़कर लें। विटामिन सी पेट साफ करने में मदद करेगा। धीरे-धीरे घूंट भरें। फिर तीन गिलास लेने शुरू कर दें। पूरे दिन में 8 से 12 गिलास पानी अवश्य पिएं। मैं एक वृद्ध सज्जन को जानती हूं जो पिछले 37 सालों से इसी दिनचर्या का पालन कर रहे हैं। उनका वजन नियंत्रित रहता है व पाचन शक्ति भी मजबूत है। पानी में कोई कैलोरी, वसा, कार्ब या शुगर नहीं वसा से लड़ाई में इससे अच्छा साथी कौन होगा?

क्या मैं आपकी मदद कर सकती हूं

ज्यादा पानी पीने का मतलब होगा कि बार-बार मूत्र-त्याग के लिए जाना।

हां, लेकिन पानी पीने के लाभों के आगे यह असुविधा कोई मायने नहीं रखती। जब भी मूत्र-त्याग की इच्छा हो तो अवश्य जाएं। मूत्र रोकने से भी कई तरह की समस्याएं पैदा हो जाती हैं।

मैं भी खुलकर पानी पीने वालों में से नहीं रहा। कभी-कभी तो घंटों एक बूंद पानी तक नहीं पीता। क्या यह मेरे लिए बुरा है?

अब स्वयं को बदलने का वक्त आ गया है। पानी की थोड़ी-सी भी

कमी रही तो किडनी रक्त को सही तरह से शुद्ध नहीं कर पाएगी और रक्त में विषैले तत्त्व मिल जाएंगे। इससे जी मिचलाने या सिर चकराने जैसी दिक्कत हो सकती है। पानी पीने से चेहरे, आंखों व बालों की चमक बढ़ती है। यह भूख को दबाता है और प्यास बुझाता है तो इससे दूरी क्यों?

मुझे कैसे पता चलेगा कि मैं पर्याप्त मात्रा में पानी ले रही हूं?

मूत्र के रंग से इसे जाना जा सकता है। यदि आप पर्याप्त मात्रा में तरल पदार्थ ले रही हैं तो मूत्र का रंग साफ होगा। यदि कम पानी ले रही हैं तो मूत्र का रंग गहरा होगा (कुछ दवाओं के असर से भी मूत्र का रंग गहरा हो सकता है)।

पर पानी पीना बड़ा बोरिंग लगता है....

चाहे तो हरी चाय पिएं। इसमें कैफीन नहीं होती यह फ्लेवनॉयड्स से भरपूर होता है, संक्रमण से बचाव के पिगमेंट पैदा करती है व पाचन शक्ति बढ़ाती है।

मेरे टॉप मंत्र

- जहां भी जाएं, पानी की बोतल पास रखें।
- व्यायाम या सफर के दौरान थोड़ा-थोड़ा पानी पीते रहें।
- हर खाने के साथ पानी पीने की आदत डालें।
- पानी पीने के लिए प्यास लगने का इंतजार न करें। अगर ऐसा करते हैं तो इसका मतलब है कि आपमें पानी की कमी हो रही है।
- ताजे फल व सब्जी खाएं। इनमें पानी की भरपूर मात्रा होती है।

अध्याय 12
स्मार्ट स्नैकिंग

जब डाइट पर हों तो फ्रेंचवासियों की तरह खाएं

जानना बेहतर होगा : थोड़ा कम खाना, अक्सर वजन घटाने का प्रभावी उपाय होता है।

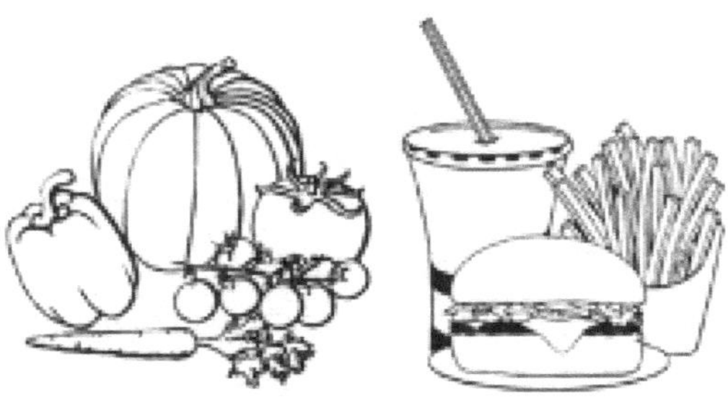

हल्की कैलोरी बनाम भारी कैलोरी

वैसे देखें तो आप सही रास्ते पर हैं; सुबह का भरपूर नाश्ता, लंच व रात का हल्का भोजन। थोड़ा व्यायाम व भरपूर नींद; पर जब उसके बावजूद भी बात न बने तो आपकी हालत उस इंसान जैसी हो जाती है, जा`किसी द्वीप पर अकेला खड़ा हो व कोई नाव दिखाई न दे रही हो। अब आपके पास दो विकल्प हैं; रेत में पैर जमाएं या बेड़ा बनाकर चलें। मैं इस बेड़े को चलाने के लिए टिप देना चाहूंगी; कम खाएं, अधिक बार खाएं; क्या?

हो सकता है कि अब तक सुनी सभी बातों से, यह बात थोड़ी अजीब लगे, पर सच है। गौरव कपूर (39) इसे सच नहीं मानते। ऐसा कैसे होगा कि सारा दिन खाने के बावजूद वजन घटेगा। बात कुछ समझ नहीं आई। वे कहते हैं कि तीन बार भरपेट खाओ और बाकी समय लगाम रखो, यही बेहतर तरीका है। खुशकिस्मती से, मैं डाइटिंग के बारे में उनकी सोच बदलने में सफल रही। मैंने उन्हें बताया कि किस तरह भारी भोजन पचने में समय लेता है, शरीर में आलस आता है व ऊर्जा का स्तर गिर जाता है।

दिन में कई बार थोड़े भोजन की मात्रा कई बार खाना बेहतर होता है। इससे शरीर का मेटाबॉलिज्म बढ़ता है जो कि वजन घटाने के लिए बहुत ज़रूरी है। अंत में, वे मान ही गए। करिश्मा (25) को समझाना भी आसान नहीं था। कम से कम गौरव तीन स्क्वेयर मील पर तो राजी हुए, लेकिन करिश्मा तो उन्हें भी छोड़ना चाहती थी ताकि जल्दी से जल्दी वजन घट सके। उसे एहसास नहीं था कि भूखे रहने से ब्लड शुगर का स्तर घटता, जिससे अंधाधुंध खाने का खतरा बढ़ जाता है। उसने माना "अच्छा अब मुझे समझ आया कि मुझे आधी रात को उठकर फ्रिज पर छापा मारने क्यों जाना पड़ता है। फिर तो मुझे वहां जो भी मिलता है ब्रेड, चीज़, बचा हुआ खाना; मैं सब खा जाती हूं।" नियमित रूप से, थोड़ा व पौष्टिक भोजन लेना ही इसका एकमात्र हल है।

तो अब खाने का लाइसेंस तो मिल गया, लेकिन आपको फ्रांस वालों की तरह चलना होगा। अब उनका यह रहस्य दुनिया के सामने खुलने जा रहा है। खाने के कौर, छोटे हों; बहुत बड़े-बड़े न हों। कह सकते हैं कि वह इनके बराबर होगा एक संतरा, दो बिना क्रीम के बिस्कुट, एक कप लो-फैट दही या कुछ हेल्दी स्नैक। यहां हेल्दी स्नैक पर ध्यान देना है; कचौड़ी, समोसे या चाट पर नहीं। हर दो से तीन घंटे में; ऐसे 3 से 5 स्नैक खाएं (यह आपके तीन स्क्वेयर मील के अलावा है)। इससे मेटाबॉलिज्म की दर बढ़ेगी, आपको वजन घटाने में आसानी होगी। इससे आपकी शुगर का स्तर बना रहेगा व ऊर्जा के स्तर भी नहीं घटेंगे। भूख काबू में रहेगी तो आपका मन कुछ भी खाने के लिए नहीं ललचाएगा।

इस तरह आप अपनी वजन घटाने की मंज़िल तक आसानी से पहुंच सकते हैं।

क्या मैं आपकी मदद कर सकती हूं?

उससे पहले आप स्वस्थ स्नैकिंग के लिए कुछ गाइडलाइन ले लें;

- ताजे फल-सब्जियों से प्रतिदिन रेशे की भरपूर मात्रा लें।

- चिप्स व चीज़ बॉल्स जैसे डीप-फ्राई व तले-भुने भोजन से बचें।
- एरिएटिड ड्रिंक न लें। इसमें केवल कैलोरी होती है।
- तैयार खाद्य पदार्थ खरीदने से पहले लेबल देखें। खाखरा, लो-फैट भेलपूरी, बेक्ड पूरी व मल्टीग्रेन बिस्कुट, स्वादिष्ट व लो-फैट स्नैक हो सकते हैं।

यहां कुछ दूसरे स्वस्थ विकल्प भी मौजूद हैं :

- सेब, संतरा, पपीता, अमरूद (चाट मसाला छिड़ककर)
- 1 कप भुना मुरमुरा
- 1 कप बिना मक्खन के पापकॉर्न
- भुट्टा
- खीरा, गाजर, सेलेरी (काले नमक के साथ)
- टमाटर स्लाइस के साथ एक मल्टीग्रेन स्लाइस

मेरे टॉप मंत्र

- भूख लगने पर, तैयार व हेल्दी स्नैक खाएं।
- स्नैक खाने का समय निश्चित हो। बेवक्त खाने से बात नहीं बनेगी।
- चलते-चलते न खाएं।
- खाते समय बाकी काम छोड़ें व खाने पर ही ध्यान दें।
- यदि पैक्ड फूड हो तो लेबल पढ़ने के बाद ही चुनें।

अध्याय 13

पीने से पहले सोचें

कैलोरी पर भी हो नज़र

जानना बेहतर होगा : *आपने सुना होगा कि 'पीकर न चलाएं, मैं कहती हूं कि 'पीकर डाइट न करें'।*

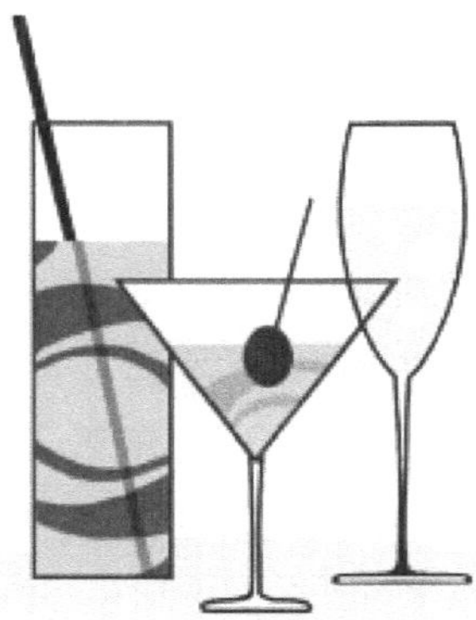

ड्रिंक करने के अपने कुछ फायदे हैं : 1. आप अगली सुबह सोकर उठती हैं तो सिर में धमाधम नगाड़े बज रहे होते हैं (वह भी मुफ्त में)। 2. आप अपनी किटी में कुछ और अतिरिक्त कैलोरी के साथ आती हैं(जैसे कि बैंक में पैसा, है न?) इसके बावजूद, वेंकटेश (30) जैसे लोगों का कहना है कि वे शराब को छोड़ नहीं सकते। "मेरे सहकर्मी अक्सर जब भी एक साथ ड्रिंक करते हैं तो मैं जाने से मना कर देता। धीरे-धीरे मुझे लगा कि उसी दौरान उनके बीच कई अहम काम बांट दिए जाते थे और मुझे अनदेखा कर दिया जाता था। टी.वी. धारावाहिक के एक अंक में, दोस्त रैयल नामक पात्रा को सिगरेट पीने

के लिए मजबूर करते हैं ताकि वह साथ काम करने वालों के स्मोकिंग सैशन में जा सके। मुझे भी ऐसे ही चुनाव का सामना करना था उनके साथ शामिल हो जाऊं या पीछे छूट जाऊं।" वह कहता है।

नतीजन उसके अनुशासित खानपान व व्यायाम के बावजूद डाइट को नुकसान होने लगा। मैंने उसे समझाना चाहा कि वह अल्कोहल लेना बंद करे क्योंकि यह शरीर द्वारा वसा को जलाने की प्रक्रिया में बाधा देती है, पर उसने एक न सुनी। फिर मैंने उससे कहा कि यदि वह मोटापे का शिकार नहीं होना चाहता तो शराब की खपत घटानी होगी चुनाव मुश्किल था, पर वह संभल गया और अपना कोटा आधा कर दिया, सप्ताह में एक बार ही पीने लगा। "मैंने सहकर्मियों का साथ नहीं छोड़ा। मैं उनके साथ आधा भरा गिलास लिए बैठा रहता हूं ताकि वे उसे बार-बार भरने का जोर न डालें। खुशकिस्मती से मेरी कमर सिकुड़ने लगी है।" वह खुशी से चहकता है।

हैंगओवर भी कोई बहुत अच्छी बात नहीं है। तेज काली कॉफी से सिरदर्द तो ठीक हो जाएगा, पर आपके शरीर से झूलती चर्बी में होने वाली बढ़ोतरी का क्या करेंगे? भले ही बीयर, व्हिस्की, जिन, वोदका, वाइन कुछ भी क्यों न लें; यह मेल डाइट के लिए शराब पीकर गाड़ी चलाने जितना ही नुकसानदायक होता है। इस तरह आप अपने ऊपर नियंत्रण नहीं रख पाते। आप एक छरहरी देह व आत्मविश्वास से भरपूर व्यक्तित्व पाने के लिए जो बड़े-बड़े कदम उठा रहे थे..... वे सभी आपके इसी ड्रिंक के कारण बेअसर हो सकते हैं।

लेकिन इस ड्रिंकिंग गेम को जीतने के भी अनेक तरीके हो सकते हैं। यदि पीना ही हो तो बड़े-बड़े घूंट भरने की बजाए छोटे सिप लें। ड्रिंक में कार्बोनेटिड वाटर मिलाएं ताकि कैलोरी की मात्रा घट सके। अल्कोहलयुक्त पेय पदार्थों में कैलोरी की मात्रा अधिक होती है (एक ग्राम अल्कोहल में 7 कैलोरी यानी वसा के बराबर) तो अच्छी तरह हिलाएं व सोच-समझकर सिप भरें। यदि ड्रिंक में सॉफ्ट ड्रिंक, मीठे जूस या क्रीम मिलाई तो कैलोरी और भी बढ़ जाएगी। पीते समय खाने पर भी ध्यान दें। शरीर में नमक की कमी होने के कारण आप चिप्स व नट्स खाते हैं, पर चिंता तो तब होती है जब आप थोड़े-थोड़े दाने खाने की बजाए मुट्ठियां भर-भरकर खाने लगते हैं। सलाद व बिना मक्खन के पापकॉर्न जैसे स्वस्थ विकल्प अपनाएं।

यदि आप ऐसा करते हैं तो बड़े मज़े से डाइट की गाड़ी चलती रहेगी। वैसे अब तो हम भी 'चीयर्स' कह ही सकते हैं।

क्या मैं आपकी मदद कर सकती हूं?

कृपया, आप मुझे ड्रिंक्स के लिए कैलोरी चार्ट दे सकती हैं?

यह सूची आपको कैलोरी में होने वाले नुकसान का अंदाजा दे सकती हैं।

1 बड़ा मग बीयर (240 मि.ली.)	110 कैलोरी
स्वीट वाइन (100 मि.ली.)	142 कैलोरी
ड्राई वाइन (100 मि.ली.)	80 कैलोरी
1 पैग ब्रांडी (30 मि.ली.)	75 कैलोरी
ड्राई शैंपेन (135 मि.ली.)	105 कैलोरी
स्वीट शैंपेन (135 मि.ली.)	160 कैलोरी
1 पैग हिवस्की (30 मि.ली.)	75 कैलोरी
1 पैग जिन (30 मि.ली.)	85 कैलोरी
1 पैग रम (30 मि.ली.)	85 कैलोरी
1 पैग शैरी (30 मि.ली.)	45 कैलोरी

मेरे टॉप मंत्र

- ड्रिंक करने से पहले काफी मात्रा में पानी पिएं; अल्कोहल की सर्विंग के साथ एक गिलास पानी लें।
- ड्रिंक में सोडा मिलाने से कैलोरी घटेगी।
- ड्रिंक धीरे-धीरे लें।
- साथ ही लो-कैल स्नैक खाएं; जैसे बिना मक्खन के पापकॉर्न, गाजर, खीरा व सेलेरी स्टिक आदि।

अध्याय 14

मीठे की कहानी

उन्हें अब भी मीठा कैसे बनाए रखें

जानना बेहतर होगा : यदि मीठे से पूरा ध्यान नहीं हटा सकते तो कम से कम मात्रा पर तो नियंत्रण रखें। इस तरह आप वजन बढ़ाएं बिना भी मीठे का शौक पूरा कर सकते हैं।

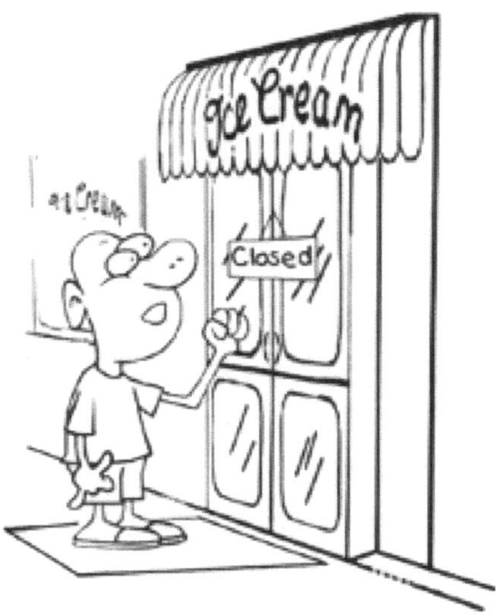

कृपया खोलें; मेरा आइसक्रीम खाने को मन ललचा रहा है।

एक साथ मीठे और वज़न की बात कर रहे हैं... लगता है न कि वजन बढ़ता महसूस हो रहा है? मीठा तो खाएं पर वजन न बढ़े; यह उपाय कैसे हो? सेहत व फिटनेस उद्योग में यह सवाल कई लाख डॉलर का है। तो इसका जवाब क्या है? तो जो भी मीठा लेना चाहे पहले उसका एक कौर लें।

जी हां, मन को तरसाने से कोई लाभ नहीं होता। न्यूटन का नियम याद है न कि हर क्रिया की एक प्रतिक्रिया होती है। रवि(46) के साथ यही तो हुआ था। "मैंने पूरी संकल्पशक्ति के साथ खुद को बीस दिन तक मीठे से दूर रखा। फिर तो जैसे हाथ से लगाम छूट गई। जो कुछ भी सामने आता, मैं सब खा लेता केक, चॉकलेट, मिठाई व यहां तक कि जैम बिस्कुट भी। शायद मैं चीनी का जार भी खाली कर देता था।" वह मुसकुराते हुए कहता है।

आप भी ऐसे जुनून का शिकार न हों, इसलिए कभी-कभी खुद को दावत देना न भूलें। मीठा खाना घटाना है, बिल्कुल बंद नहीं करना। अपना मनपसंद व्यंजन खाएं। उससे अपना मन भरना है, पेट नहीं भरना। थोड़ी संतुष्टि मिलते ही बाकी पीछे रख दें। मधुर (29) स्टार्टर व मेनकोर्स के मामले में तो अनुशासित था, पर मीठे पदार्थ सामने आते ही सब भूल जाता था। वह कहता है "मीठे की यही आदत मेरी मुसीबत हो गई है। जितना भी वजन डाइट के कारण घटाता हूं, मेरी मीठा खाने की आदत उसे फिर से बढ़ा देती है। कोफ्ता या करी को दोबारा न लेने के लिए 'न' कहना आसान है। यदि कोई कहे तो शायद मैं खाना ही छोड़ दूं, पर मीठे व्यंजन तो अवश्य खाऊंगा। कितनी हैरानी की बात है न कि लंबे अरसे से, मैं कुछ आखिरी किलो फालतू वजन नहीं घटा पा रहा।"

यदि आपका किस्सा भी कुछ ऐसा ही है तो अपने मनपसंद मीठे व्यंजन का ऑर्डर दें, पर उसे दोस्तों के साथ बांटकर खाएं। आपका स्वाद भी पूरा होगा व कैलोरी की मात्रा भी बढ़ नहीं पाएगी।

अपने डाइट प्लान में 'एक स्वीट डे' भी शामिल करें। जैसे रविवार, कोई खास दिन, किसी का जन्मदिन या सालगिरह आदि। इस तरह आप बाकी दिनों के लिए ईमानदार बने रहेंगे और उस खास दिन की प्रतीक्षा करेंगे। मैं अपने एक ग्राहक का उदाहरण दूंगी। हेल्दी स्वीट के लिए भी रसोई में एक कोना रखें (मेरे टॉप मंत्र देखें)। यदि उसे कुछ मीठा खाने का मन करता है तो वह जानती है कि उसे पाने के लिए कहां जाना होगा।

आपकी इस कहानी का अंत कड़वाहट से भरपूर नहीं होना चाहिए।

क्या मैं आपकी मदद कर सकती हूं?

कैलोरी के आधार पर भारतीय व विदेशी मिठाइयों में अंतर कैसे है? यहां आपके लिए कुछ संदर्भ दिए गए हैं:

1 कप कैरेमल कस्टर्ड -	360 कैलोरी
1 कप आइसक्रीम -	410 कैलोरी
1 स्लाइस एप्पल पाई (75 ग्राम) -	220 कैलोरी
2 पीस ब्राउनी -	190 कैलोरी
1 कप गाजर -	370
1 कप चावल की खीर -	165 कैलोरी
1 पीस जलेबी -	100 कैलोरी
2 पीस रसगुल्ले -	100 कैलोरी

मेरे टॉप मंत्र :

- जब भी मन ललचाए तो स्वयं से पूछें, "क्या मुझे यह सचमुच चाहिए।"
- मीठा खाने की इच्छा हो तो ब्रश कर लें। हो सकता है कि इस दौरान मन बदल जाए।
- संतरा या स्वीट लाइम खाएं। इसकी मिठास प्राकृतिक होगी व साथ ही विटामिन व फाइबर भी मिलेंगे।
- शरीर को मीठा चाहिए मतलब उस समय आपको ऊर्जा पाने के लिए कांप्लैक्स कार्बोहाइड्रेटस की आवश्यकता होती है।
- इलायची, दालचीनी का टुकड़ा, सौंफ, चीनीरहित गम व हर्बल चाय भी इसके विकल्प हो सकते हैं। ये पाचन में भी सहायक हो सकते हैं।
- यदि मीठा खाना ही पड़े तो स्वस्थ विकल्प चुनें; जैसे किशमिश, खजूर, सूखे अंजीर व खुबानी, तिल के लड्डू व मुरमुरा चिक्की आदि।
- मीठी चीज़ धीरे खाएं। स्वाद को बनाए रखें। पाचन में मदद मिलेगी व ज़्यादा खाने से बचेंगे।

अध्याय 15

घड़ी पर हो नज़र

रात नौ बजे के बाद आपकी प्लेट में क्या हो?

जानना बेहतर होगा : *एक भिखारी की तरह रात का भोजन करें, यह एक कहावत का अंश है। बेहतर परिणाम पाने के लिए इसका पालन करें।*

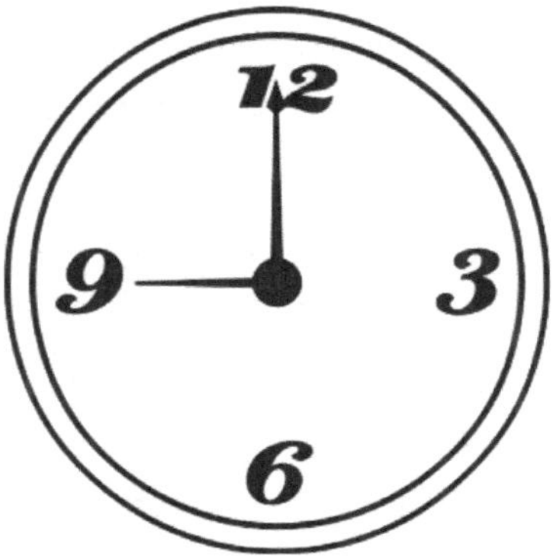

आप पूछेंगे क्यों? क्योंकि इसका सही उत्तर जान लेने पर आपको वे कुछ आखिरी किलो घटाने में काफी मदद मिल सकती है।

ये सब क्या है? चलिए मैं आपको रमेश (39) का किस्सा सुनाती हूं। वह सारा दिन कड़ी मेहनत के बाद रात को जमकर खाता और रात के खाने के बाद भी स्नैक लेता। उसे लगता था कि इतनी मेहनत के बाद खाने का स्वाद

लेना उसका हक बनता है। तो आप कल्पना कर सकते हैं कि जब मैंने उसे उसकी आदत बदलने को कहा तो उसकी क्या प्रतिक्रिया रही होगी। वह जिस तरह से खा रहा था, उससे तो वजन कभी घट ही नहीं सकता था। कोई न कोई फैसला लेने का समय था। मुझे खुशी है कि उसने काफी माथापच्ची के बाद सही फैसला लिया और मेरी सलाह मान ली कि एक ही बार में भरपेट खाना खाने की बजाए थोड़ी-थोड़ी देर बाद हल्के स्नैक लेगा। ये एक सेहत भरा समझौता था और वह कैलोरी की अधिक मात्रा लिए बिना डिनर व स्नैक का आनंद लेने लगा।

पर यह सब कैसे काम करता है? यह तथ्य खाने के समय से संबंधित है। याद रखें कि पूरे दिन के अंत में शारीरिक गतिविधि के साथ-साथ ऊर्जा का स्तर भी गिर रहा है। आप थके हुए हैं व शरीर आराम चाहता है। यहां व्यय करने के लिए अधिक कैलोरी की कोई आवश्यकता नहीं है।

बदकिस्मती से इसी समय आप स्वयं को भावनात्मक रूप से आराम व मनचाहे खानपान से जोड़ना चाहते हैं। दरअसल अधिकतर खोजों का सामाजिक जीवन भी इसी समय शुरू होता है। वे एक साथ घर से बाहर जाते हैं, ड्रिंक लेते हैं। भारी व गरिष्ठ भोजन करते हैं और मोटापे के शिकार हो जाते हैं। इस विषय पर एक अलग अध्याय में विस्तार से चर्चा की गई है (घर से बाहर खाने पर शर्मिंदा न हों, कैसे?) तो क्या करें? कुछ कहते हैं कि रात नौ बजे के बाद मत खाओ, पर ये व्यावहारिक रूप से संभव नहीं। कोई घर पहुंचेगा, तभी तो खाना खा पाएगा। वैसे मेरे अनुसार हल्का खाना, खाना ठीक रहेगा। रात को सोने से दो घंटे पहले खा लें ताकि खाना आसानी से हजम हो। खाने के बाद 10-15 मिनट की चहलकदमी भी अच्छा उपाय है। आपको अपना पेट एक चौथाई खाली रखने की आदत भी डालनी चाहिए (नीचे दी गई सूचियों को देखें)। ऐसा करने पर, वजन बढ़ने का कारण ही समाप्त हो जाए यानी रात के नौ बजे के बाद ज़्यादा कैलोरी लेना। क्या अभी आप घड़ी देख रहे हैं?

थोड़ी जगह छोड़ना	**ज़रूरत से ज़्यादा खाना**
खाने के बाद हल्का लगता है	भारीपन लगता है
सैर करने जा सकते हैं	मेज से उठने की हिम्मत नहीं बचती
दो घंटे में भूख लग जाती है	पेट भरा है, हाजमा हो रहा है
पेट संतुष्टि महसूस करता है	पेट में अफारा हो जाता है।

क्या मैं आपकी मदद कर सकती हूं?

अगर मैं रात को देर से, भारी भोजन लूं तो सुबह नाश्ते के समय भूख नहीं लगती? यह तो स्वाभाविक ही हैं इस बारे में सोचें। देर से खाने के कारण भोजन पूरी तरह से हजम नहीं हुआ। रात को शरीर आराम चाहता है व ऊर्जा का स्तर भी नीचे आ गया है। ऊपर से भारी खाना खाकर बिस्तर पर पड़ जाते हैं। जैसे ही शरीर सोने लगता है तो फालतू कैलोरी हजम नहीं हो पाती। सुबह उठने पर शरीर में आलस रहता है व नाश्ता करने को मन नहीं करता। यह खानपान की गलत आदत है... सुबह के समय नाश्ता न लेना और रात को नौ बजे के बाद भारी खाना; बिल्कुल अनुचित है। नतीजा शरीर पर जमा चर्बी की परतें!!

मेरे टॉप मंत्र

- भोजन चबाते समय कांटा नीचे रखें।
- धीरे-धीरे खाएं।
- खाने के बीच में रुककर देखें कि क्या भूख बाकी है?
- खाते समय न टी.वी. देखें व न कुछ पढ़ें।
- खाते ही मेज से उठ जाएं।
- सर्विंग बर्तन मेज से परे रखें।
- खाने के लिए छोटी प्लेट व कटोरियां लें।
- अपनी कमजोरियां पहचानें व उनके हिसाब से बदलाव लाएं।
- खाते ही तुरंत सोने न जाएं।

अध्याय 16

बाहर खाने पर शर्मिंदगी न हो

ताकि वजन के कांटे का बना रहे संतुलन

जानना बेहतर होगा : *कभी-कभी डिनर के लिए किसी रेस्तरां में जाने में क्या बुराई है। यह काफी मज़ेदार लगता है और डाइटिंग का विचार भी कुछ देर के लिए भूल जाता है। केवल अपने भोजन विकल्पों के बारे में थोड़ी समझदारी बरतें ताकि वजन घटाने के मिशन को कोई नुकसान न हो।*

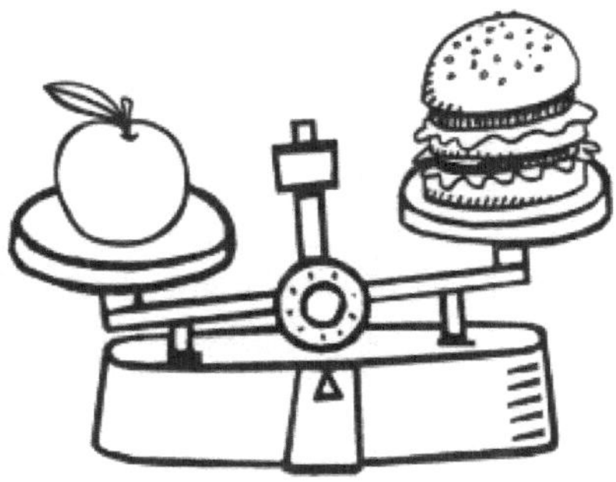

अपने विकल्प तौलें

गर्लफ्रेंड्स, गपशप, अच्छा खाना ये किसी के भी डाइट प्लान को चौपट कर सकते हैं, मैंने तो बार-बार यही जाना है। रेशमा (44) का मानना है। वे एक सामाजिक हस्ती हैं इसलिए दोस्तों की तो गिनती करना भी मुश्किल है और सप्ताह में एक बार तो लंच या डिनर पर बाहर जाना ही पड़ता है। जब आप किसी के प्रेम प्रसंग की रसभरी चर्चा में खोए हों तो यह किसे ध्यान रहता है कि क्या और कितना खाया जा रहा है। वे कहती

हैं "इससे पहले कि आपको पता चले, पूरे सप्ताह का डाइट प्लान असंतुलित हो चुका होता है।"

अगर आपने ऐसी जगह पर सोच-समझकर कुछ चुनाव न किए तो वे कुछ आखिरी किलो घटाना तो एक सपना ही बनकर रह जाएगा। वैसे अगर रेशमा दोस्तों के साथ टेनिस या शॉपिंग के लिए जाए तो कोई हर्ज नहीं, लेकिन अगर उसे लंच या डिनर के लिए बाहर जाना पड़े (क्यों न जाएं, इसका भी अपना ही मजा होता है)। तो उसे कुछ नियमों का ध्यान रखना होगा :

- पूरी सजगता के साथ खाना (हालांकि नए फैशन या मूवी के बारे में बात करते समय ऐसा करना थोड़ा मुश्किल होगा, पर यह जरूरी भी है)।
- हल्के खाद्य पदार्थों का चुनाव करे।
- खान पान में संयम रखें।
- खाने से पहले सलाद जैसे रेशेदार खाद्य पदार्थ खाएं ताकि बाद में ज्यादा खाना न खाया जाए।
- यदि बुफे हो तो छोटी प्लेट लें ताकि उसमें ज्यादा खाना न आ सके।

इससे अलावा मेन्यू पढ़ते समय, खास खाने की मांग करने में न हिचकिचाएं। शेफ आपके डाइट प्लान को जारी रखने में मदद करेंगे। ब्रेड बास्केट में होल-ग्रेन ब्रेड मंगाएं। हर रेस्तरां में चुनाव की सुविधा होगी। मक्खन या ऑलिव ऑयल में से कुछ न चुनें। खाने में काफी मात्रा मिल जाएगी। पेय पदार्थों में नींबू पानी, नारियल पानी या छाछ पिएं। दही को ड्रेसिंग वाला ग्रीन/मिक्स सलाद व वेज सूप लें। टोस्टेड क्रोटन के साथ सूप का बड़ा-सा कटोरा पेट भरने के लिए शानदार विकल्प होता है।

मेनकोर्स में, कम तेल की सिफारिश करें। स्टीम, ग्रिल्ड या बेक्ड डिश मंगाएं; सॉस को मिलाने की बजाए अलग से लें ताकि आप तय कर सकें कि कितना खाना है। फ्रूट सलाद या फ्रूट सॉरवेट को मीठे व्यंजनों में चुनें। यदि नहीं तो चॉकलेट मूस मंगाएं; मेज पर सबके साथ बांटकर खाएं। हाफ द कैलोरी-हॉफ द गिल्ट मेरा तो यही मानना है। अगर ज्यादा खा लिया हो तो अगले खाने को हल्का रखते हुए संतुलन साध लें।

"पर हर बार यही सब कैसे खाएं?" मैं रेशमा की शिकायत सुन सकती थी। तो आप तरह-तरह के व्यंजन आज़माएं (मेरे टॉप मंत्र देखें); हर नई पाक

शैली में आपके लिए कुछ नया और सेहतमंद होगा। इस तरह स्वाद मिलता रहेगा और फिटनेस गोल भी पटरी पर रहेगा।

क्या मैं आपकी मदद कर सकती हूं?

मैं फुल टाइम काम करती हूं इसलिए घर से खाना बनाकर व पैक करके नहीं ले जा सकती। वहीं एक सैंडविच खा लेती हूं। क्या इसके अलावा कुछ खा सकती हूं?

किसी फास्ट फूड स्टॉल पर लाइन लगाकर सैंडविच लेने से कहीं बेहतर होगा कि घर में ही पांच मिनट निकालें। सलाद पत्ते व टमाटर के साथ होल ग्रेन सैंडविच बनाकर पैक कर लें।

मेरी नौकरी ऐसी है कि मुझे सप्ताह में तीन बार बाहर डिनर करना पड़ता है। मुझे खाने के लिए क्या मंगाना चाहिए?

अगर आप कभी-कभी फास्ट फूड खाते हैं व संयम रखते हैं तो ठीक है, लेकिन अगर बार-बार वही सब खाना पड़े तो मेन्यू को ज्यादा ध्यान से पढ़ें ताकि कुछ सेहतमंद विकल्प चुने जा सकें।

स्टिर फ्राई, भूनने और तड़का लगाने वाली डिश में कम तेल डालने का आग्रह करें। वैसे तो ऑलिव ऑयल सेहतमंद है, पर इसमें भी कैलोरी होती है। संयमित मात्रा में प्रयोग करें।

मक्खन लगी ब्रेड न खाएं।

नमक वाला ताजा लाइम सोडा लें या शुगर सिरप कम डलवायें। ताजे फलों, अंकुरित अनाज, सलाद, सब्जियों, रायता या लो-फैट पनीर के व्यंजन चुनें।

भारी वसायुक्त सॉस या ग्रेवी वाली सब्जियां न लें। घी/मक्खन या क्रीम में तैर रहे व्यंजनों से दूर रहें।

चीज़युक्त सॉस की बजाए टमाटरयुक्त सॉस चुनें।

तेलयुक्त कुलचे व परांठे न लें। सूखी तंदूरी रोटी खाएं।

सैंडविच में होल व्हीट या मल्टीग्रेन ब्रेड लें।

चीज़ के बिना या हाफ चीज़्ज़ा वाले पिज़्ज़ा ऑर्डर करें। आप चीज़ रहित, टमाटर बेस वाला पिज़्ज़ा भी आज़मा सकते हैं।

ध्यान दें कि ग्रिल्ड या टोस्टेड सैंडविच में मक्खन या मेयोनीज़ न लगे हों।

अगर शाकाहारी हैं तो मूंग दाल, अंकुरित मूंग या कोई और दालें शामिल करें। इससे भोजन में प्रोटीन की मात्रा बढ़ेगी।

अगर मांसाहारी है तो ग्रिल्ड/तंदूरी चिकन/फिश चुनें।

फ्राइड राइस की जगह भाप में पके चावल लें।

मेरे टॉप मंत्र

विविधता में ही जीवन का रस है, इसलिए निम्नलिखित विकल्पों पर भी ध्यान दें :

भारतीय तंदूरी भोजन, भाप में पकी इडली, रायता, कचूमर, लैंटिल, क्रीमयुक्त ग्रेवी रहित सब्जियां।

थाई/चाइनीज़ स्टिर फ्राई सब्जियां, भाप में पके वानटॉन, भाप में पकी मछली, क्लियर सूप।

मैक्सिकन टोस्टाडास, टाको सलाद (शैलरहित, यदि शैल हों तो वे फ्राइ की बजाए बेक्ड हों)। बींस, सब्जियां, ग्रिल्ड लीन मीट व साल्सा।

इटैलियन टमाटर बेस वाली सॉस, बहुत-सी सब्जियों के साथ होल व्हीट पास्ता, पिज्जा, ग्रिल्ड लीन मीट

जापानी सूशी, टोफू, याकीमोनू या ब्रोल्ड डिश (टेम्पुरा न खाएं, प्लीज़)।

लेबनीज़ टाबोले, व्हीट पिट्टा ब्रेड, हम्स, मुहाम्मरा व हरीसा जैसे डिप (डीप फ्राइ फैलाफल व कबाब से बचें)।

अध्याय 17

खुद को धोखा देने वाले की डाइट

यदि खुद पर काबू न हो तो क्या करें

जानना बेहतर होगा : *सप्ताह के अंत में मनचाहा खा लिया हो तो आपके बचाव के लिए, एक दिन का एस. ओ. एस. प्लान मौजूद है।*

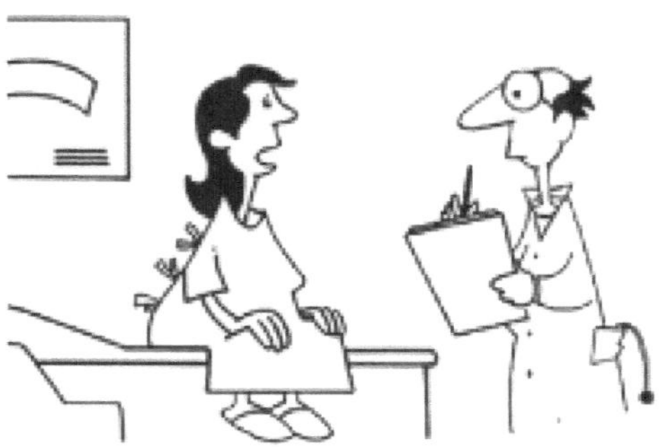

मेरे दांतों में धातु भरा गया है इसलिए फ्रिज का चुंबक हमेशा मुझे अपनी तरफ खींचता रहता है। तभी तो मेरा वजन घटने में नहीं आ रहा।

ऐसा तो होता ही है। यह बात ज्यादा मायने रखती है कि एक दिन बेलगाम खाने के बाद आप अगले दिन क्या उपाय करते हैं। रमेश (25) कैलोरी से भरपूर वीकएंड मनाने के बाद शर्मिंदा होता है, जी-भरकर पछताता है। फिर वह वजन को लेकर खींचता रहता है। इस निराशा के चलते वह अपना वजन थोड़ा और बढ़ा लेता है। यहां उसे रवैए में बदलाव लाना होगा। उसे अपनी कमजोरी को पहचानकर माफी देनी होगी व अगले दो दिन तक हल्के डाइट प्लान के हिसाब से चलना होगा।

यहां एक दिन का एस.ओ.एस. डाइट प्लान मदद दे सकता है। इस तरह पाचन तंत्र को थोड़ा आराम मिलेगा व आपके वजन दिखाने के कांटे पर भी कोई गलत प्रभाव पड़ेगा।

नोट : यदि ज़रूरत से ज्यादा खा चुके हों तो सप्ताह में एक ही बार इस डाइट प्लान को अपनाएं। यह कोई दैनिक डाइट प्लान नहीं (उसके लिए डाइट चार्ट, एक संतुलित डाइट : भोजन के चार साइड) जैसे अध्याय देखें। यदि एक दिन में दस गिलास पानी पी सकें तो वह भी फायदेमंद रहेगा।

नाश्ता

गर्म हर्बल चाय

लो-फैट दही के साथ ताजे फल (आम, केले व चीकू न खाएं)

दोपहर से पहले

छाछ

लंच

सूप या वेज जूस

शाम

नारियल पानी

एक कप दलिया/पोहा

डिनर

हर्बल चाय

तरबूज (एक कटोरा)

मेरे टॉप मंत्र

- अगर कभी-कभी बेलगाम खा भी लें तो हिम्मत न हारें। डाइट राडार में थोड़ा-सा ही अंतर आएगा और कुछ नहीं होगा।
- हमेशा प्लेट में थोड़ा खाना बचा दें ताकि आपका मन और खाने के लिए न ललचाए।
- कई बार खास व्यंजन की बजाए सहायक पदार्थ डाइट को खराब कर देते हैं। ग्रेवी, क्रीम सॉस व ड्रेसिंग उन छिपी कैलोरी का ध्यान रखें। उन्हें यूं ही न ठूंसें।
- पानी पिएं। पेट भरा होने से शरीर की सभी गतिविधियां सही तरह से चलेंगी।

अध्याय 18

खाने को मन ललचाए?

संभलें वरना डाइट औंधे मुंह जा पड़ेगी

जानना बेहतर होगा : *अगर कुछ मनचाहा खाने की बात आती है तो आप क्या, कैसे व कितना खाते हैं, यह जानना फिटनेस लक्ष्य के लिए काफी मायने रख सकता है।*

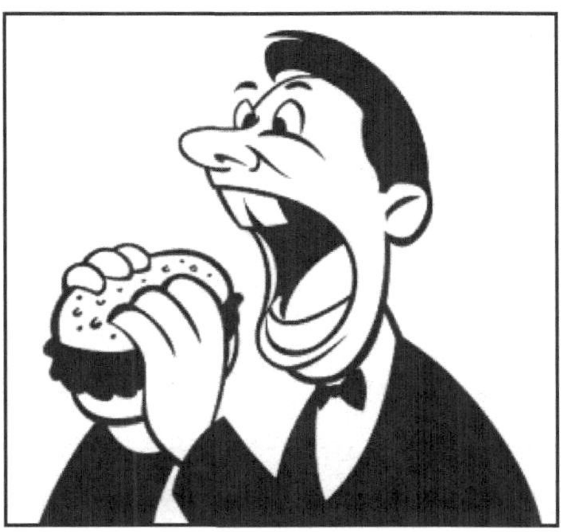

मेरी सहेली के पास तो अपनी इस इच्छा को जायज ठहराने के लिए ठोस तर्क है, "यदि मेरी चिप्स खाने की इच्छा हो रही है तो इसका मतलब है कि शरीर में नमक की कमी हो रही है। अगर कुछ मीठा खाने की इच्छा है तो मतलब होगा कि शरीर में शुगर का स्तर गिर रहा है। तो शरीर को जो चाहिए, उसे देने में क्या हर्ज़ है।" पर बेशक वह स्वस्थ उपायों से भी मीठे व नमक की कमी पूरी कर सकती है, मतलब मीठे में पेड़े की बजाए कोई सिरीयल

खा लें! खैर, मज़ाक छोड़ें। वैसे मेरी सहेली की सोच, काफी हद तक उस सोच के पास से निकलती है, जो यह मानती है कि शरीर में जिस पोषक तत्त्व की कमी होती है, खाने की लालसा भी उसी से जुड़ी होती है। हालांकि ये सच हो सकता है, पर निश्चित रूप से हम इन संकेतों को भरोसेमंद मानकर कोई खास पोषणयुक्त ढांचा नहीं अपना सकते।

तो क्या आपको कुछ खाने की इच्छा को मन में दबा देना चाहिए? नहीं नहीं; कभी-कभी कुछ खाने की इच्छा हो तो उसे दबाना ठीक नहीं। बस इतना ध्यान रहे कि आप वेट लॉस मिशन के आखिरी बिंदु से उठकर आरंम्भिक बिंदु पर न आ जाएं। यदि लंच में कुछ मनचाहा खा लें तो डिनर में कटौती से भरपाई करें। बेशक खाने की उस लालसा को कैसे संतुष्ट करते हैं, यह भी बहुत मायने रखता है। कभी भी जल्दबाज़ी में या फ्रिज के सामने खड़े होकर यह काम न करें। आप अंधाधुंध कुछ भी खा लेंगे। आराम से बैठें, उस खाद्य पदार्थ की थोड़ी-सी मात्रा प्लेट में लें व धीरे-धीरे चबाकर खाएं ताकि उसका भरपूर स्वाद मिले व थोड़े में ही संतोष हो जाए। जितना धीरे खाएंगे, उतनी जल्दी संतोष आएगा।

वेलनेस विशेषज्ञा के रूप में, मेरे पास बरसों के अनुभव से प्राप्त ऐसे उपाय हैं, जो आपके सहायक हो सकते हैं। दो बच्चों की मां राशि (33) को तो मेरा एक उपाय बहुत भाया। इसने उसे अपना दूसरा मनपसंद काम (खाना खाने) करने की इजाजत जो दे दी। मैंने उसे कहा कि जब भी बेवक्त कुछ खाने को मन मचले तो वह अपनी सहेली से फोन पर बात कर लिया करे। "मेरी कुछ भी खाने की यह आदत बहुत नुकसान पहुंचा रही थी। मैं कड़ी मेहनत से चार किलो वजन घटा चुकी थी, पर बाकी बचे दो किलो, इसी वजह से नहीं घट पा रहे थे। हालांकि मुझे यकीन नहीं था कि यह तरीका कारगर होगा, पर नमिता के कहने पर मैंने इसे आजमाने का फैसला किया। जब भी कुछ खाने की तड़प उठती तो मैं पक्की सहेली से फोन पर गप्पें मारने लगती। यहां-वहां की हांकते काफी समय बीत जाता और मैं भूल जाती कि मैं कुछ खाना चाह रही थी।" कई बार यह भी पता नहीं चलता कि क्या सचमुच कुछ खाने को मन कर रहा है? ऐसे में पहले पानी लें। शरीर कभी-कभी इसकी भी मांग करता है। कई बार तनाव की वजह से कुछ मनचाहा खाने को मन मचल जाता है। ऐसे में खाने पर टूटने की बजाए तनाव का हल खोजने की कोशिश करें।

अपनी इच्छा को 'क्रेव ओ चैक' से जानने की कोशिश करें कि हकीकत में खाने की वह इच्छा कितनी गहरी है। अपनी इच्छा को 1 से 10 के पैमाने पर जांचें व तय करें कि आपको खाना चाहिए या नहीं। नीति (32) कहती है "मेरे लिए तो कुछ चीजें हमेशा ही प्राथमिकता सूची में रहती हैं यानी कोई भी कारण, उन्हें खाने से रोक नहीं सकता; जैसे चॉकलेट; इसकी मिसाल लें, चॉकलेट मुझे इतनी पसंद है कि क्या कहूं... चॉकलेट के विज्ञापन देखती हूं तो लगता है कि मैं ही एक खा रही हूं। मैं जोन हैरिस की पुस्तक 'चॉकलेट' पढ़ रही थी; ऐसा लगता था कि हर पेज पर चॉकलेट हो। जरा सोचें कि मैं हर बार अपनी यह तड़प पूरी करने लगूं तो क्या हो?" उसने नकली गंभीरता से पूछा। वैसे यदि आप चाहें तो आसानी से, इस लालसा से छुटकारा पा सकती हैं। अपना ध्यान बंटा लें और सब भूल जाइएगा। पर नीति कहती हैं.. यह तरीका हमेशा काम नहीं आता। आप मीटिंग में हैं और हर जगह चॉकलेट दिख रही हैं। मूवी देखने बैठे तो मनपसंद पेस्ट्री का ख्याल नाचने लगे। ऐसे में पढ़ना भी किसी काम नहीं आता। यह नं. 1 की इच्छा है और इस पर गंभीरता से ध्यान देना ही पड़ता है। नीति तो झट से किचन में कुछ खाने पहुंच जाती हैं।

यदि देखा जाए तो वजन घटाना कुछ ऐसा ही है, मानो किसी बीम पर संतुलन साधना; जरा-सा भी ध्यान भटका कि आप धड़ाम से नीचे! ऐसे भी पल आएंगे, जब आप नतीजों की कमी से मायूस होकर, निराश होकर सब कुछ छोड़ना चाह सकती हैं... किसलिए, केवल कुछ क्षणों की संतुष्टि के लिए। इस भटकन से सही तरह से निबटें ताकि आप एक विजेता के रूप में सामने आ सकें।

क्रेव ओ चैक

1-2	3-4	5-6	7-8	9-10
कोई मुकाबला नहीं खाना ही है।	**मन कर रहा है एक कौर ले लूं।**	**मन तो है पर अपनी बात पर टिके रहना है**	**'न' कह सकता हूं।**	**कोई परवाह नहीं**

मेरे टॉप मंत्र

जब कभी खाने की ऐसी तेज लालसा पैदा हो तो कई विकल्प मौजूद है, इन्हें भी आजमाएं :

- आइसक्रीम की बजाए शरबत, बर्फ का गोला, लो-फैट फलों वाला दही लें।
- चॉकलेट या मिठाई खाने को जी ललचाए तो एक टुकड़ा मुंह में रखें व लंबे समय तक पूरा स्वाद लें। स्किम्ड दूध से बना चॉकलेट दूध पिएं।
- कुछ मीठा खाने को दिल चाहे तो जैम लगा होल-ग्रेन टोस्ट या डाइजेस्टिव बिस्कुट खा लें।
- तले स्नैक की बजाए बेक्ड विकल्प लें; जैसे मुरमुरा या पॉपकार्न।
- एरियेटिड ड्रिंक पीना मना है। हर्बल चाय, नारियल पानी या सादा पानी लें।

अध्याय 19

जंक को कहें अलविदा

इसकी सही जगह कचरे के डिब्बे में है

जानना बेहतर होगा : *कुछ पलों के लिए आपके लिप्स (होंठों) पर और हमेशा के लिए आपके हिप्स (नितंबों) पर.... जंक फूड के लिए इससे बेहतर कोई परिभाषा नहीं हो सकती। थोड़ा और वजन घटाना चाहे तो इसकी बजाए थोड़े स्वस्थ विकल्प चुनने होंगे।*

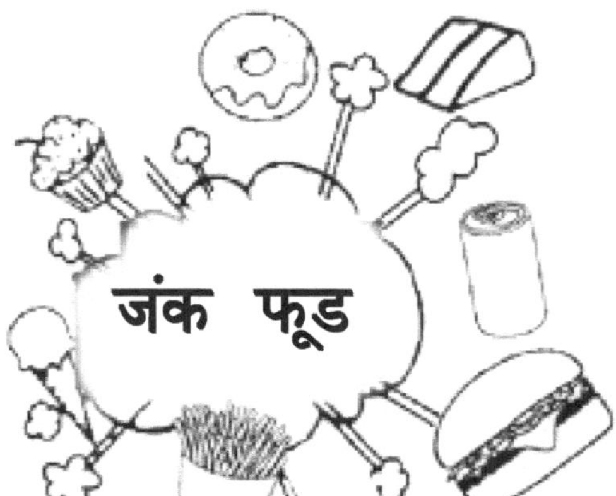

एक चिंतित मां का कहना है "मैं आपको अपने बारह साल के पुत्र के बारे में बता रही हूं। वह जब छोटा था तो गदबदे शरीर का था और पूरा-पूरा दिन टी.वी. के आगे पसरा रहता। अंगुलियों से चैनल बदलना ही उसके लिए सबसे बड़ा व्यायाम था। हां, मुंह में चिप्स या कोई और स्नैक हमेशा भरे रहते। शायद गलती मेरी है, सिंगल व कामकाजी मां होने के नाते मैं उसके स्कूल

से लौटने के बाद समय नहीं दे पाती थी। एक दिन जब हद हो गई तो मैंने डॉक्टर से मुलाकात का समय लिया, उन्होंने पौष्टिक भोजन की सलाह दी व जंक फूड पर एकदम रोक लगा दी गई, उसके लिए व्यायाम की योजना भी दी। यह तो मानो किसी पर्वत को हिलाने से भी मुश्किल काम था। मुझे डॉक्टर के कहे अनुसार उसका दो किलो से भी ज्यादा वजन घटाना था। खानपान की स्वस्थ व बेहतर आदतों की तरफ ले जाना था।"

मैं जान सकती हूं कि बचपन में इस तरह का मोटापा क्या मायने रखता है या जंक फूड के आगे स्वस्थ स्नैक की क्या दुगर्ति होती है। हालात सचमुच गंभीर होते हैं। एक ओर तो जंक फूड के खतरे मोटापा, हाई कॉलेस्ट्राल व दिल के रोग और दूसरी तरफ जंक फूड खाने से खुद को न रोक पाने की विवशता। ऐसे बच्चे इसी दुविधा के साथ बड़े होते हैं।

यहां मैं मां को सलाह देना चाहती हूं कि वे पुत्र को उसके दोस्तों सहित घर पर ही खेलने को कहें ताकि वे उनके खानपान पर नजर रख सकें। वे मेन्यू में स्वस्थ व रचनात्मक व्यंजन रख सकती हैं; जैसे आम, पिज्जा की बजाए सब्जियों सहित होल व्हीट पिज़्ज़ा, फ्रेंकीज की बजाए मजेदार आलू की भरावन से भरा रोटी रोल, ज्यादा सब्जियों व टमाटर से बना होल व्हीट पास्ता। अगर बच्चे न माने तो वे मिलने के लिए फ्रेश फ्रूट जूस पार्लर या सैंडविच ज्वाइंट जैसी जगह चुन सकती हैं। खास मौकों पर या सप्ताह के अंत में जंक फूड खाने की सलाह दी जा सकती है। यदि संभव हो तो किसी की मदद से स्नैक खुद तैयार करें। ताजे फल, ट्रेल मिक्स, होल-ग्रेन ग्रेनोला बार, क्रेकर्स, फ्लेवरयुक्त दही व सादा पानी पर्याप्त मात्रा में दें। इस तरह वजन घटने में मदद मिलेगी। बच्चे से पूछें कि वह क्या बनना चाहता है। स्वयं शारीरिक रूप से सक्रिय होते हुए, उसके सामने उदाहरण प्रस्तुत करें।

पर यह तो उनकी कहानी है। आपकी कहानी क्या है? क्या आपके लिए भी जंक फूड को 'न' कहना मुश्किल होता है? तो लालच से दूर रहें। पहले तो घर से जंक फूड का भंडार हटाएं। चाय के साथ क्रीम वाले बिस्कुट लेती हैं तो उनकी जगह मैरी या डाइजेस्टिव बिस्कुट खाएं, आधी रात को उठकर आइसक्रीम खाने की बजाए कोई फल खा लें।

एक सीमा हमेशा बनाकर चलें। कोई नहीं कहता कि सारी जिंदगी जंक फूड नहीं खाना। यदि ऑफिस में खाना भी पड़े तो कोई फल, भुनी

नमकीन या मल्टीग्रेन क्रेकर्स पास रखें। कॉफी या दूध वाली चाय की जगह हरी चाय लें।

पैकेटों पर लिखे फूड लेबल अवश्य पढ़ें। लो-फैट या ज़ीरो कॉलेस्ट्रॉल को प्राथमिकता दें, पर इन्हें खाने में भी अति न करें। मेरा अनुभव कहता है कि बुरी आदतों की तरह अच्छी आदतों को भी हमेशा के लिए अपनाया जा सकता है; इन्हें पक्का दोस्त माने; ये हमेशा साथ रहेंगी।

क्या मैं आपकी मदद कर सकती हूं?

मुझे भारतीय स्नैक्स का कैलोरी चार्ट चाहिए ताकि मैं कैलोरी की जरूरत के हिसाब से चुनाव कर सकूं।

अपने मनपसंद भोजन की कैलोरी जानें

1 प्लेट समोसा	320 कैलोरी
1 प्लेट पापड़ी चाट	260 कैलोरी
1 प्लेट आलू टिक्की	320 कैलोरी
1 प्लेट मिले-जुले पकौड़े	360 कैलोरी
1 प्लेट नूडल्स/पास्ता	460 कैलोरी
1 प्लेट सींक कबाब	260 कैलोरी
1 प्लेट पनीर टिक्का	370 कैलोरी
1 प्लेट ब्रेड-जैम	260 कैलोरी
1 प्लेट मसाला डोसा	470 कैलोरी
1 प्लेट इडली-सांबर	300 कैलोरी
1 प्लेट पावभाजी	420 कैलोरी
1 प्लेट मिक्स भजिया	650 कैलोरी
1 प्लेट चीज़ी गार्लिक ब्रेड	510 कैलोरी
1 प्लेट चाउमीन	300 कैलोरी
1 छोटा पैकेट वेकर्स	550 कैलोरी

मेरे टॉप मंत्र

स्वस्थ स्नैक की बात करें तो चुनावों की कमी नहीं है। कुछ भी चुन सकते हैं। धीरे-धीरे खाएं। भोजन निगलने से पाचन में मुश्किल होगी और ज्यादा खाना खाया जाएगा।

धीरे-धीरे रिफाइंड या पैकेट बंद खाने की बजाए संपूर्ण आहार लेने की आदत डालें। इस तरह जंक फूड खाने की ललक भी शांत हो जाएगी।

स्वस्थ खानपान के लिए मेन्यू

खाखरा
लो-फैट भेलपूरी
सोया नगेट
बेक्ड चकली
खजूर रोल्स
मल्टीग्रेन बिस्कुट
ग्रेनोला बार
भुने नट्स (पांच पीस से अधिक नहीं)
ताजे फल
नारियल पानी
नींबू पानी

अध्याय 20

इमोशनल ईटिंग

भोजन के साथ मजबूत होते संबंध

जानना बेहतर होगा : *क्या भावनाएं आपकी डाइट पर हावी हो रही हैं? लक्षणों की पहचान ही किसी भी समस्या के समाधान का पहला चरण होता है।*

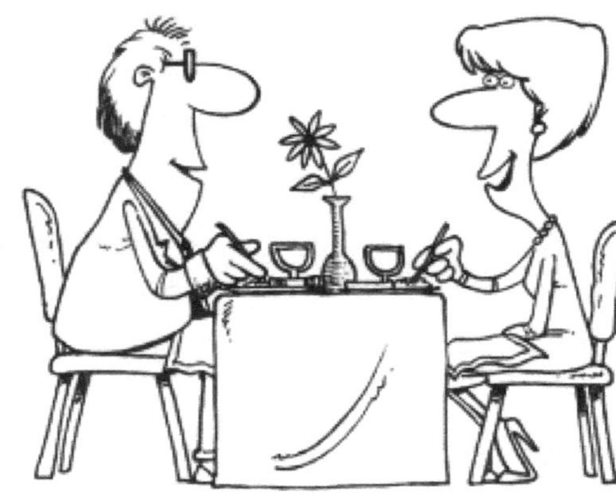

महिला : मुझे कुछ हल्के व स्वस्थ विकल्प चाहिए।
पुरुष : काश फ्राइड चिप्स भी डाइट फूड होता।

मैं आपको एक ऐसी युवती के बारे में बताना चाहूंगी जो भावुक होकर खाने वालों की लिस्ट में आती हैं। परिवार को बेहद चाहने वाली अवनि (27) को पारिवारिक भोजों से लगाव है, पर साथ ही सब ये भी जानते थे कि उनकी कमर कमरा होती जा रही थी। यहां वे बता रही हैं कि उन्होंने क्या व कैसे

किया उन्हें संयुक्त परिवार के साथ बिताए जाने वाले क्वालिटी टाइम को भी कुर्बान नहीं करना पड़ा।

"मैं एक बड़े संयुक्त परिवार से हूं, जैसे आजकल धारावाहिकों में दिखाए जाते हैं। मैं, मेरे पति, सास-ससुर, दो देवर, उनकी पत्नियां व पांच बच्चे। हम सब अलग-अलग समुदायों से हैं। मेरे पति का परिवार पंजाबी है, मैं गुजराती, मेरी एक प्यारी देवरानी सिंधी है और दूसरी मराठी। राष्ट्रीय एकता की मिसाल! हर कोई सारा दिन अपनी नौकरी या काम में व्यस्त रहता है। रात के खाने पर सब एकत्र होते हैं। एक अनकहा नियम है खाने के समय टी.वी. नहीं। हम सब खाने की मेज पर बैठकर पूरे दिन की घटनाएं बांटते हैं। बच्चों के कारण हंसी-मजाक का दौर भी लगा रहता है। हम सभी इस भावनात्मक बंधन को बड़ी गंभीरता से लेते हैं।

हम भोजन को भी गंभीरता से लेते हैं। सभी भोजन प्रिय है और गुजराती, पंजाबी, सिंधी व मराठी व्यंजनों का भरपूर आनंद लेते हैं। सासू मां बड़ा अच्छा खाना पकाती हैं व मेज पर सबकी पसंद का कुछ न कुछ अवश्य होता है। हम प्यार से परोसे गए उस खाने को उतने ही प्यार से बार-बार लेकर खाते हैं भारतीय परिवारों में ऐसा ही होता है। हंसी-मजाक व गप्पों के बीच पता ही नहीं चलता कि कितना खाना पेट में ठूंस लिया....

पर मेरा शरीर जानता है, वह जानता है कि मैं कितनी कैलोरी मुंह में ले जा रही हूं। मेरी कमर व पेट पर असर भी दिखने लगा है।

पांच किलो वजन....(मैं तो यही मानती थी कि मैं बिल्कुल स्लिम ही थी)। मैं दिन में तो इतना नहीं खाती थी, पर ये पारिवारिक भोज मेरे लिए मुसीबत का कारण बन रहा था। मुझे नमिता की मदद लेनी पड़ी। उसके उपाय सादे किंतु प्रभावी रहे।

उन्होंने कहा कि मुझे खाने की मात्रा घटानी चाहिए व हल्के खाद्य पदार्थ चुनने चाहिए। दोबारा खाना नहीं लेना चाहिए। मेरी चिंता जल्दी ही पूरे परिवार की चिंता बन गई। सासूमां भी ससुरजी के बढ़ते कॉलेस्ट्रॉल से चिंतित थीं। अब हम एक दिन पहले ही डिनर का मेन्यू बना लेते हैं, स्वादिष्ट किंतु स्वस्थ भोजन पर ध्यान दिया जाता है। तला-भुना भोजन, मक्खनयुक्त सॉस व क्रीम वाले तरीदार व्यंजन घटा दिए हैं। सलाद, बेक्ड, ग्रिल्ड व भुने व्यंजन और लो-फैट डेयरी उत्पाद परोसे जाते हैं। हमारा डिनर व्यंजनों के मामले में, पहले की तरह ही विविध है, पर अब हम स्वस्थ विकल्प ही चुनते हैं।

पूरा परिवार अब भी उसी तरह गपबाजी करता है। एक साथ भोजन करना एक भावनात्मक अनुभव ही है, पर थोड़ा हल्का और खाने के प्रति पूरा सम्मान रखते हुए है। मैंने पांच महीने में तीन किलो वजन घटा लिया है और बहुत खुश हूं।

हम सभी भावनात्मक स्तर पर भोजन का चुनाव करते हैं गर्म मौसम में ठंडे खाद्य पदार्थ, बारिशों में भजिया व पकौड़े, तनावग्रस्त होने पर घर का पका खाना, किसी त्योहार पर मिठाई व जन्मदिन की दावत में केक-पेस्ट्री! यह सब कुछ डाइट पर सीधा असर डालता है; फिर चाहे आप वेट लॉस मिशन की शुरुआत में हों या आखिरी छोर पर लटके हों। यदि आप भी मेरी तरह अपनी समस्या को पहचान कर, उसका हल तलाश सके तो अपने फिटनेस लक्ष्य को आसानी से पा लेंगे।

सफलता की दास्तां... प्रेरणा देने के लिए इससे बेहतर क्या होगा...?

क्या मैं आपकी मदद कर सकती हूं?

सालों से, तनाव से मेरा गहरा नाता रहा है। मेरा अपना फैशन स्टूडियो है। काम का दबाव काफी रहता है। दो बच्चे व घर-परिवार भी संभालना होता है। मुझे कुछ न कुछ खाकर ही शांति मिलती है। नतीजा? वे आखिरी पांच किलो ही मुझे लगातार छलते आ रहे हैं। कितने दुःख की बात है कि मेरे अपने डिजाइन किए हुए कपड़ों में भी मैं खूबसूरत नहीं दिखती। कृपया मदद करें।

● बेशक आपको कुछ भी खाने से तनाव में राहत मिलती होगी, लेकिन यह कोई हल नहीं है। इससे वजन बढ़ता है, तनाव का स्तर पहले से भी अधिक हो जाता है और आप एक दुष्चक्र में फंस जाती हैं। इसकी बजाए अपने काम करने के तरीके पर ध्यान दें। कुछ सुझाव प्रस्तुत हैं :

1. सोच-समझकर खाएं। प्रतिदिन व्यायाम करें। तनावग्रस्त हैं तो खाने की बजाय व्यायाम करें।
2. दोस्तों के लिए समय निकालें, रुचि विकसित करें, हंसना सीखें।
3. नींद के मामले में कंजूसी न करें। सात से नौ घंटे की भरपूर नींद लें।
4. सकारात्मक व प्रसन्न रहें। तनाव दूर भाग जाएगा।
5. तनावग्रस्त हैं? पानी पीएं। अभी चिप्स को अकेला पड़े रहने दें।

मेरे टॉप मंत्र

- इमोशनल ईटर न बनें। सोच-समझकर खाएं।
- खाने को खूबसूरती से प्रस्तुत करें। सलाद की रंग-बिरंगी प्लेट सजी हो, खाना धनिए से सजा हो। ऐसा लगे मानो आप हाई-कैलोरी फूड ले रहे हैं।
- मनपसंद खाना बिल्कुल न छोड़ें। बस थोड़ा संयम से काम लें। यही आगे चलकर बड़े काम आएगा।
- खाने से पहले एक-दो गिलास पानी पी लें।
- खाने की इमोशनल जरूरत लगे तो कुछ हेल्दी खाएं। मेरे जंक फूड वाले अध्याय से स्वस्थ स्नैक की लिस्ट देखें।

अध्याय 21

कचरे का डिब्बा न बनें

अगर आप फालतू कैलोरी नहीं चाहते

जानना बेहतर होगा : *खाना इसलिए खाएं क्योंकि आपको भूख लगी है, इसलिए न खाएं कि उसे रखने के लिए जगह नहीं बची।*

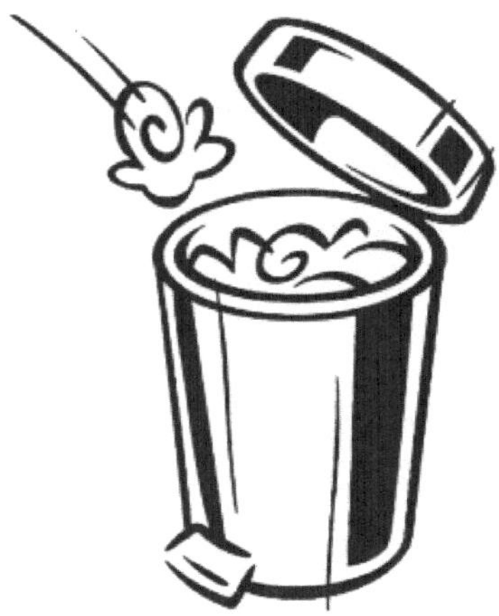

लोग गलत कारणों से खाना खाते हैं क्योंकि भोजन उनके इंतजार में है, क्योंकि वह खराब हो जाएगा, क्योंकि वह सस्ता आया है, क्योंकि उस पर पैसा लगा है, क्योंकि उसे खाने से संभालने के झंझट से छुटकारा मिलेगा। तो सिर्फ भूख लगने पर खाना कैसा रहेगा? हो सकता है कि आपके गलत कारणों से लिए गए खानपान का खामियाजी भी भुगतना पड़े। क्या वजन का कांटा एक ही जगह अटका है?

अक्सर मेरे कई मायूस ग्राहक इसी शिकायत के साथ आते हैं कि पहले तो वजन तेजी से घटा और फिर एकदम अटक गया। वे कहां गलत हैं? मैं उन्हें बताती हूं कि प्लेट में रखे सारे खाने या बचे खाने को खत्म करने की आदत ही उन पर भारी पड़ रही है। साथ ही वे यह भी जान जाते हैं कि अतिरिक्त भोजन से मिली अतिरिक्त कैलोरी, उन्हें किसी तरह का आनंद नहीं दे पाती।

मालिनी (35) हमेशा बचा खाना समेटती है "जरा-सा खाना बचा होता हैं। उसे निकालकर फ्रिज में रखने के झंझट से बचने के लिए, मैं ही खा लेती हूं।"

मेरा कहना है

जैसे ही आप जरूरत से ज्यादा खाते हैं तो फालतू कैलोरी को आने का न्यौता मिल जाता है। उनका इतना स्वागत भी न करें।

इन्हें आजमाएं

छरहरी काया के बारे में सोचें इस तरह आपको, बचा हुआ खाना फ्रिज में रखना मुसीबत नहीं लगेगा।

पारूल (27) हमेशा रेस्तरां में जरूरत से ज्यादा खा लेती हैं "खाने की प्लेट में जूठन छोड़ना अच्छा नहीं लगता। फिर जब पैसे भरे हैं तो पूरा फायदा उठाओ।" उनके पति मिहिर (30) तो कुछ ज्यादा ही दयालु हैं "भोजन को बरबाद करना पाप है। जरा उन बच्चों के बारे में सोचो जिन्हें पूरे दिन में एक वक्त की रोटी भी पूरी नहीं मिलती।"

मेरा मानना है

राजधर्म तो घर से ही शुरू होता है। भले ही खाने की बरबादी लगे पर जब पेट भर जाए तो फालतू खाना न ठूंसें।

इन्हें आजमाएं

- पहले से ही प्लेट में थोड़ा खाना लें ताकि जूठा न बचे।
- पूछें कि क्या फालतू खाना पैक करा कर घर ले जा सकते हैं।
- चाहें तो उसे जरूरतमंदों में बांट दें।

पायल (19) हमेशा सुपर-साइज पिज्जा मंगवाती थी-"यह मेरी जरूरत से थोड़ा ज्यादा होता है पर ये रेगुलर साइज से सस्ता पड़ता है।"

मेरा मानना है

बड़े साइज इसलिए बनते हैं कि आप ज्यादा पैसा लगाएं व कैलोरी लें। अगर

पूरा साइज एक साथ खाने का मन न हो तो, यह आदत छोड़ना ही ठीक रहेगा।

इन्हें आजमाएं

- खाने में छोटा या रेगुलर साइज चुनें।
- पेट में खाना ठूंसने से बाज आएं.... फिर चाहे दोस्तों के साथ पार्टी में हों या मूवी देख रहे हों।

महेश (22) रात को काम से लौटता है तो मजेदार दावत तैयार होती है। मेरी मां बहुत अच्छा खाना पकाती हैं। वे रोज मेरे भाईयों व मेरे लिए नए-नए व्यंजन तैयार करती हैं.... रोज कुछ-न-कुछ स्पेशल होता है।

मेरा मानना है

हो सकता है कि वैरायटी से मजा आता हो, पर यह डाइट के लिए ठीक नहीं। आप स्वाद के लालच में हर डिश खाना चाहेंगे।

इन्हें आजमाएं

- जरूरत से ज्यादा न खाएं। मनपसंद खाना चुनें व उसे ही खाएं।
- सब कुछ चखना चाहें तो कटोरी में न लेकर चम्मच से चखें।
- पहले प्लेट में सलाद व हल्की पकी सब्जियां भर लें ताकि दूसरे व्यंजन ठूंसने को मन न ललचाए।

राहुल (36) का भाई यू.एस. वापसी पर बहुत-सी चॉकलेट ले आया है "उसे पता है कि मुझे चॉकलेट पसंद है। फ्रिज में रखी चॉकलेट से मेरा मन ललचाता है और मैं आते-जाते उसका एक-एक टुकड़ा खाता रहता हूं।"

भोजन के दिखने व खाने का गहरा नाता होता है। यदि कोई खाद्य पदार्थ दिखेगा तो भूख न होने के बावजूद खाने को मन ललचाता रहेगा।

इन्हें आजमाएं

- घर में इस तरह के खाद्य-पदार्थ न रखें। यदि आ भी जाएं तो नजरों से परे कर दें।
- अगर खाने को मन करे तो थोड़ी समझदारी से, सीमित मात्रा लें।

निशा (39) को पैकेज डील से लगाव है "मैं सस्ती डील तो छोड़ नहीं सकती। अगर मुझे जम्बो बर्गर के ऑर्डर के साथ फ्राइज की साइड डिश व ड्रिंक मुफ्त मिल रही हों तो मैं पीछे कैसे हटूं? जितना ज्यादा, उतना मजा!"

मेरा मानना है

जितना ज्यादा, उतना वजन पर भारी! हो सकता है कि पैकेज डील आपको

सस्ती पड़े लेकिन फालतू कैलोरी व वजन का तोहफा भी तो मिल जाएगा।

इन्हें आजमाएं

- अपना खाना बांटकर खाएं।
- जरूरत के हिसाब से खाएं। बचा खाना पैक कर लें।
- खुद को याद दिलाएं कि आपका लक्ष्य क्या है। हमेशा हल्के व सेहतमंद भोजन के लिए ऑर्डर करें।

अमित (22) लो-कैल लेबल्स का दीवाना है लो-फैट घटाओ, फैट-फ्री... डाइटर्स के पास भी विकल्पों की कमी नहीं है।

मेरा मानना है

खाना भले ही लो-फैट हो, कैलोरी तो उसमें भी होती है।

इन्हें आजमाएं

- मात्रा पर ध्यान दें। लो-फैट होना ही ज्यादा खाने का लाइसेंस नहीं है।
- लेबलों की प्रामाणिकता जांच लें। कई बार उनकी जानकारी गलत भी हो सकती है।

क्या मैं आपकी मदद कर सकती हूं?

जब भी तनावग्रस्त होती हूं तो घर के बने खाने के लिए मन ललचाने लगता है। क्या यह खाने का गलत कारण है?

अक्सर मांओं को यह देखकर बहुत अच्छा लगता है कि बच्चे उनके हाथ का बना खाना स्वाद से खा रहे हैं। मुश्किल तो तब होती है, जब आप उनके हाथ के बने स्वादिष्ट खाने को प्यार से मिले पोषण की बजाए सुकून व सुख-चैन के प्रतीक के रूप में लेने लगते हैं। यह इमोशनल जुड़ाव; किसी भी संकट के समय दोबारा जाग जाता है। आप जरूरत से ज्यादा खा लेते हैं। कई बार तो भूख न होने पर भी खा लेते हैं। इससे आपका तनाव तो नहीं घटता बल्कि कैलोरी की मात्रा काफी बढ़ जाती है (इमोशनल खानपान वाला अध्याय भी पढ़ें)।

मेरे टॉप मंत्र

- हर भोजन को इस रूप में न लें कि वह आपका आखिरी भोजन है।
- भूख लगने पर खाएं। पेट भरते ही खाना बंद कर दें।
- बचे खाने को शर्मिंदगी से न देखें। खाने पर नियंत्रण रखें व 'न' कहना भी सीखें।

अध्याय 22

उपवास व दावत

एक ही झटके से नीचे और दोहरे झटके से ऊपर

जानना बेहतर होगा : उपवास व दावत के बीच ही कहीं महीन-सी मध्य रेखा होती है। यही तो वजन घटाने के रहस्य को बनाए रखती है। इसे जान लें, सब कुछ स्वयं ही ठीक हो जाएगा।

मैं अविनाश (44) से अस्पताल में मिली और उसने कहा कि वह वजन घटाने के लिए कोई स्थायी समाधान खोज रहा था। "मैं एक यो- यो की तरह घटते-बढ़ते वजन के बीच झूलता रहता हूं। पिछले साल दो बार एक हेल्थ फार्म में गया, जहां दस दिन तक उपवास किया। दस दिन में ही 5 किलो घट गए, पर तीन महीने में ही वही कहानी हो गई। मैं कोई ऐसा हल कहां से लाऊं कि मेरा आदर्श वजन स्थिर रह सकें।" उसने पूछा।

मैंने अक्सर कई डाइटर्स को देखा, वे पहले तो भूखों मरने की नौबत तक आ जाते हैं और फिर अचानक खाने पर टूट पड़ते हैं। घटे हुए वजन को बरकरार नहीं रख पाते और एक ऐसे दुष्चक्र में फंस जाते हैं, जिसका कोई अंत दिखाई नहीं देता। भूखे रहने व जमकर खाने की इस रस्साकशी के बीच आत्मविश्वास चूरचूर हो जाता है, वे डाइट और एक्सरसाइज प्लान भी छोड़ देते हैं। मैंने अविनाश से कहा कि उसे नए डाइट व एक्सरसाइज प्लान के साथ पूरी सकारात्मकता से शुरुआत करनी होगी, ताकि उसे हमेशा के लिए कायम रखा जा सके। मैंने उसके स्वाद व आदतों के हिसाब से ऐसा प्लान दिया कि उसने दो माह में ही तीन किलो वजन घटा लिया।

भारत में व्रत-उपवास का धार्मिक महत्त्व है, पर लोगों ने वजन घटाने की रणनीति भी बना लिया है। आशुतोष (19) "मेरा परिवार नवरात्रि में नौ दिन का व्रत रखता है। वे इन दिनों तरल पदार्थ व फल ही लेते हैं। वजन घटाने का अच्छा उपाय जानकर मैं भी शामिल हो गया। मुश्किल तो था, पर मेरी संकल्पशक्ति ने साथ दिया। व्रत के बाद मुझे अपना छरहरा शरीर अच्छा लगा, वैसे भी मुझे कई व्रत पसंद हैं। इनके बाद खाने के लिए स्वादिष्ट व्यंजन मिलते हैं, जैसे साबूदाना बड़ा, आलू, चिप्स वगैरा। इन दिनों कोई सामान्य भोजन नहीं खाया जाता।"

कई लोग मानते हैं कि वे कुछ न खाकर, शरीर को विषैले पदार्थों से मुक्त कर रहे हैं। जबकि यह गलत धारणा है। जब आप तरल पदार्थ लेते हैं तो शरीर के विषैले तत्त्व निकलते हैं। उसके बाद हल्का व आसानी से हजम हो सकने वाला खाना लेना चाहिए। जो लोग व्रत के बाद दावत उड़ाते हैं, वे अपने ढांचे पर कई पौंड वजन को न्यौता देते हैं। व्रत के लिए बना विशेष भोजन भी अधिक मात्रा में लेना, वजन पर भारी हो सकता है। आलू के चिप्स व साबूदाना बड़ा जैसे खाद्यपदार्थ कैलोरी व कॉलेस्ट्रॉल से भरपूर होते हैं, वजन घटाते समय ये प्रतिकूल प्रभाव छोड़ेंगे। यहां ध्यान से देखें कि ये व्रत व दावत का मेल, शरीर पर कैसा असर डालता है।

व्रत रखना

तकरीबन सभी डाइटर्स जिंदगी में कभी न कभी तो यह रास्ता अपनाते ही हैं। प्रारंम्भिक चरणों में तत्काल व नाटकीय नतीजे पाने की चाह ही, उन्हें ऐसा करने के लिए लुभाती है। जितना ज्यादा भारी व्यक्ति होगा, उतना ज्यादा वजन घटेगा। जबकि यह वजन शरीर की वसा की बजाए पानी के घटने से होता है। बेशक यदि यह उपाय आजमाया है तो आपने इसके नतीजे भी देखे होंगे। कोई भी लंबे समय तक भूखा नहीं रह सकता, खानपान शुरू

करते ही वजन लौट आएगा। इस तरह से घटा वजन कभी स्थायी नहीं होता।

उपवास के कारण शरीर पर दूसरे प्रभाव भी होते हैं। इससे मेटाबालिज्म की दर में कमी आती है जो कि वेट लॉस मिशन के लिए अच्छा नहीं है। ऊर्जा के स्तर व रोग प्रतिरोधक क्षमता में कमी आती है। खाने की कमी से थकान, चिड़चिड़ापन व अवसाद होता है व बाल झड़ने लगते हैं।

यदि वजन को लगातार आदर्श बनाए रखना चाहते हैं तो भोजन को अपना बैरी मानने की बजाए ऐसा ईंधन माने, जो शरीर को गतिमान रहने की ऊर्जा प्रदान करता है। बस हमें भोजन व खानपान से अपने संबंधों में बदलाव लाना है। एक संतुलित खान-पान की योजना ही मन व शरीर को पोषण प्रदान कर सकती है।

दावत

जब भी शरीर डाइट प्लान के हिसाब से चलने लगता है तो जाने कहां से कोई ब्याह-शादी, दावत या त्योहार का होना सब चौपट कर देता है। वहां इतना खा लेते हैं कि कई सप्ताह तक भरपाई करनी पड़ती है। बेशक हर मौका किसी न किसी खाद्य पदार्थ से जुड़ा होता है जन्मदिन के लिए केक, पार्टी में बुफे, त्योहारों में मीठा व नमकीन-लड्डू, आलू-टिक्की, भजिया, चकली व चिवड़ा। यहां तक कि कड़ी से कड़ी डाइट भी चारों खाने चित्त हो जाती है।

भूखे रहना व नियंत्रण से बाहर जाकर खाना; बेशक यह चक्र आपके शरीर के लिए अच्छा नहीं है। इससे मिश्रित संकेत मिलते हैं व आपका वजन योयो की तरह झूलता है। यह स्थायी रूप से वजन घटाने का कोई वाजिब तरीका नहीं है। बेशक, हम आपको मौज-मस्ती करने के लिए तो नहीं रोक रहे; बस स्वादिष्ट व्यंजनों की सीमित मात्रा लें व फिटनेस दिनचर्या का सही तरह से पालन करें। स्वस्थ तरीके से भी हर तरह की खुशी का समारोह मनाया जा सकता है। आजमाकर तो देखें :

मेरे टॉप मंत्र

इनकी मदद से आप बड़ी आसानी से दावतों का आनंद ले सकती हैं, न तो वजन बढ़ेगा और न ही इनकी भरपाई के लिए अगले दिन व्रत रखना होगा।

- वजन घटाने के लिए ऐसा संतुलित व उचित प्लान चुनें, जिसे आप बरकरार रख सकें।
- लड्डू, करंजी, चकली व बर्फी जैसे दावती व्यंजनों को बहुत कम मात्रा में खाएं।
- अपने सामने पड़े भोजन में से हल्के खाद्य पदार्थों को चुनें।
- बुफे के पास खड़ी रहीं तो लगातार कुछ न कुछ लेने को मन ललचाएगा। प्लेट में खाना लेकर दूर मेज पर चली जाएं।
- सक्रिय रहें, टहलें, सीढ़ियां चढ़ें, घर से बाहर आएं-जाएं।
- अगर कहीं अनाप-शनाप खा भी लिया तो उसकी पूर्ति के लिए उपवास रखने की बजाए व्यायाम करें।

अध्याय 23

क्रेश डाइट

जल्दी का काम शैतान का

जानना बेहतर होगा : *तेजी से वजन घटाना कोई अक्लमंदी नहीं है, यहां धीमी चाल से चलना ही ठीक रहेगा।*

क्रेश डाइट कोई काम नहीं आती। समझदारी से बनी खानपान योजना कारगर होती है। काया (26) को यह बात जाननी चाहिए। उसने एक नई डाइट इसलिए शुरू की ताकि वह दिल्ली में कज़िन की शादी में दुबली-पतली दिखे। वह कल्पना कर सकती थी कि रिश्तेदार व दोस्त उसे कैसे देखेंगे व तारीफों के पुल बांधेंगे। वह अपनी तरफ आने वाले प्रशंसात्मक वाक्य सुन सकती थी "देखो कितनी स्लिम लग रही है। अरे! इतनी स्लिम कैसे हुई? कोई निजी आहार-परामर्शदाता रख लिया क्या? इन सब बातों को सुनने के लिए तो वह कोई भी कीमत चुकाने को तैयार थी। वह कहती है, 'तो देखो, मैं सारा दिन बिल्कुल कुछ नहीं खाती। जब भूख से सिर चकराने लगता है तो सेब का

टुकड़ा खा लेती हूं।" उसने समारोह तक यही अभ्यास जारी रखा और वहां मनपसंद खाना सामने देखते ही टूट पड़ी। नतीजा? वह फिर से पहले वाले खाने में है और सेहत भी बिगाड़ ली।

वैसे तो आपको भी अच्छे डाइट प्लान का पता है व आप इसकी अहमियत जानती हैं पर जब खासतौर से बने उस सेक्सी लहंगे में फिट होने की बारी आती है तो आप सारे तर्क भूलकर क्रेश डाइटिंग के लिए ललचा जाती हैं। बस एक बार, वादा करती हूं। वहां अच्छा भी तो दिखना है। बेशक अगला कोई समारोह आने तक वादा कायम रहता है और आप फिर से खुद को छरहरा बनाने के लिए शरीर को भूखा रखना शुरू कर देती हैं। मीना (38) मानती हैं यह एक जुनून है। फैशन मैगजीन व बड़ी-बड़ी हस्तियां छरहरी देह के गुण गाती हैं। कई मॉडल तो यह भी दावा करती हैं कि वे उन्होंने फोटो शूट के लिए ये सब किया ताकि वे पतली और सेक्सी दिखें। यहां तक कि छरहरे लोगों के लिए खास कपड़े डिजाइन होते हैं तो बेशक मेरा भी दिल चाहता है कि खाना घटाकर, चर्बी की परतें कम कर लूं।

मैं आपको निश्चित रूप से बता दूं कि यह रास्ता खतरों से खाली नहीं है। शरीर में कुपोषण के कारण बाल पतले होना, नाखून टूटना, दांतों व हड्डियों का कमजोर होना और मसल-मांस घटने जैसी समस्याएं सामने आ सकती हैं। अनाज, फल व सब्जियां न खाने से शरीर को रेशा नहीं मिलेगा, जिससे कब्ज हो सकती है। रोग प्रतिरोधक क्षमता घटेगी व चिकित्सीय जटिलताएं बढ़ सकती हैं। हो सकता है कि एकाग्रता शक्ति पर भी असर पड़े, आपकी नींद पूरी न हो, रात को नींद टूटे या उठने पर थकान महसूस हो।

बस यही सलाह दूंगी कि वजन घटाने की प्रक्रिया को धीमा करें। सप्ताह में 1-2 पौंड से अधिक वजन न घटाएं। कुछ आखिरी किलो घटाने के लिए तो वैसे भी बड़ा संयम व धैर्य चाहिए; कोई भी झटपट उपाय काम नहीं आता। अपने ऊपर व अपने ईटिंग प्लान पर भरोसा रखें (यह पुस्तक आपका मार्गदर्शन करेगी)। बेशक जीत आपकी होगी।

मेरे टॉप मंत्र

लक्ष्य 1 आत्म-विनाशक व्यवहार को रोकें।

लक्ष्य 2 स्वस्थ व फिट रहने की इच्छा पालें।

लक्ष्य 3 वास्तविक लक्ष्य चुनें। आप जेनेटिकली रूप से धन्य मॉडलों में से नहीं हैं तो उनकी नकल क्यों की जाए!

अध्याय 24

फेड डाइट को कहें 'न'

स्वस्थ खानपान योजना अपनाएं

जानना बेहतर होगा : *ये डाइट आपको नीचा दिखा सकती हैं, पर एक स्वस्थ खानपान हमेशा साथ निभाता है।*

यहां एक सवाल पूछना चाहती हूं? मान लेते हैं कि आपको कुछ आखिरी किलो घटाने के लिए ऐसी डाइट लेने को कहा जाता है, जिसमें आपने कार्ब नहीं लेने। आप इस चुनौती को लेते हुए, पूरे एक माह तक यही डाइट लेते हैं और वजन में थोड़ी कमी भी दिखती है तो क्या आप इसे एक अच्छी डाइट कहेंगे? अगर हां, तो ऊर्जा में अचानक आने वाली कमी व भोजन में कुछ महत्त्वपूर्ण पोषक तत्त्वों की कमी के बारे में क्या कहना चाहेंगे? और तब क्या होगा, जब आप एक माह में ही इस डाइट से तंग आकर पहले से भी ज्यादा कार्ब लेना शुरू कर देंगे। फिर से पहले खाने में लौट आएंगे, है न? तो फेड डाइट्स की दुनिया में आपका स्वागत है :

चाहे कोई भी हस्ती उसकी सिफारिश क्यों न करें। कोई भी डाइट तभी असरदार मानी जा सकती है, जो लंबे समय तक चलने वाली हो। मतलब यह अपने-आप में संतुलित, संपूर्ण व आपकी पसंद-नापसंद के हिसाब से होनी चाहिए। यह आपको फिट व ऊर्जा से भरपूर रखेगी, इम्यून तंत्र को बरकरार रखते हुए फिटनेस लक्ष्य तक पहुंचने में सहायक होगी। अगर कोई डाइट सुनने में बेतुकी लगे, तो हो सकता है कि वह वैसी ही हो। हो सकता है कि कुछ आखिरी किलो घटाने की व्याकुलता में आप ऐसी डाइटिंग के लिए तैयार भी हो जाएं; पर ये आपको लक्ष्य से दूर ले जाने के सिवा कोई भला नहीं करेगी।

हो सकता है कि तत्काल लाभ का वादा भी मिले पर यह अस्थायी होगा और आप चाहकर भी मनचाहा वजन नहीं घटा पाएंगी।

आइए, आपको छः लोकप्रिय फेज डाइट्स का परिचय दें :

द एटकिंस डाइट

आप क्या खा सकते हैं!

प्रोटीन व वसा की भरपूर मात्रा, किंतु कार्ब की मात्रा कम लेनी है।

यह लोकप्रिय क्यों है?

पानी व मसल की कमी के कारण तेजी से वजन घटता है।

नुकसान

प्रोटीन-वसा से भरपूर आहार से किडनी व लीवर पर दबाव बढ़ेगा। कार्ब घटाने से भोजन का पोषक संतुलन गड़बड़ा जाएगा। उच्च प्रोटीनयुक्त आहार की अम्लता घटाने के लिए, किडनी को कैल्शियम रिजर्व से काम लेना होगा। नतीजा? ऑस्टियोपोरोसिस।

आहार का यह असंतुलन मसल ब्रेकडाउन, डीहाइड्रेशन व सिरदर्द की वजह बन सकता है।

नो-फैट डाइट

आप क्या खा सकते हैं?

बहुत सारे कार्ब, लेकिन वसा की कम मात्रा।

लोकप्रिय क्यों है?

वसा को आहार से घटा कर, कैलोरीग्रहण की मात्रा कम की जाती है, जिससे फालतू वजन घटता है।

नुकसान

यह डाइट वसा लेने से मना करती है व कई लोग कार्ब लेने में भी अति कर देते हैं जो शुगर से भरपूर होती है, और फालतू कैलोरी के रूप में जमा हो जाती है। इस तरह आप कुपोषण से ग्रस्त हो जाएंगे, कार्य करने की क्षमता घटेगी, ऊर्जा की भरपूर मात्रा नहीं मिलेगी व ऑस्टियोपोरोसिस का खतरा बढ़ेगा। भले ही डाइटर्स के लिए वसा को अच्छा न माना जाता हो, किंतु शरीर के लिए इनका होना भी अनिवार्य है। शरीर को सीमित मात्रा में इनकी भी आवश्यकता होती है।

भोजन को मिलाकर दी गई डाइट

आप क्या खा सकते हैं?

60 से 70 प्रतिशत फल-सब्जी, 30-40 प्रतिशत चावल, ब्रेड व पास्ता जैसे स्टार्च, थोड़ा प्रोटीन। कोई दुग्ध उत्पाद नहीं लेना।

यह लोकप्रिय क्यों है?

फल व सब्जी की अधिक मात्रा लेने से रेशे की मात्रा बढ़ेगी, कॉलेस्ट्रॉल का स्तर घटेगा व सेहत में सुधार होगा।

यह कैसे कारगर है?

इस डाइट के अनुसार अगर कुछ खास खाद्यपदार्थ मिलाकर लिए जाएं तो उनका सही तरह से पाचन व अवशोषण नहीं हो पाता। इस तरह यह डाइट अधिक कैलोरी नहीं लेने देती और वजन घटता है।

नुकसान

यह डाइट वैसे तो स्वस्थ भोजन के लिए प्रोत्साहित करती है, लेकिन डेयरी उत्पाद न लेने से प्रोटीन, कैल्शियम, विटामिन डी व बी$_{12}$ की कमी हो सकती है। वैसे भी यह धारणा विवादित है। आप रेशे से युक्त नियमित डाइट के साथ भी इस असंतुलन को दूर कर सकते हैं।

पत्तागोभी के सूप की डाइट

आप क्या खा सकते हैं?

आपको पूरे एक सप्ताह तक पेट भरकर पत्तागोभी का सूप पीना है, साथ ही पत्तागोभी, प्याज व टमाटर जैसी लो-कैल सब्जियां भी खा सकते हैं।

यह लोकप्रिय क्यों है?

आप इस डाइट के साथ तेजी से वजन घटाते हैं; जैसे 7 ही दिन में 10-15 पौंड। पेट भरने के लिए भी तयशुदा भोजन ही होता है।

नुकसान

यह खतरनाक तरीके से लो-कैलोरी व असंतुलित है। इससे आप कमजोर हो सकते हैं। इस डाइट में कांप्लैक्स कार्ब, प्रोटीन व वसा की आवश्यक मात्रा नहीं है, इसलिए नियमित भोजन करना आरंभ करते ही वजन फिर से बढ़ने लगता है।

ग्रेपफ्रूट डाइट

आप क्या खा सकते हैं?

इस डाइट के अनेक संस्करण हैं। हरेक के हिसाब से, खाने से पहले आधा ग्रेपफूट खाना है।

यह लोकप्रिय क्यों है?

कैलोरी में जबरदस्त कमी (800 प्रतिदिन) से, तेजी से वजन घटने लगता है।

यह कैसे काम करता है?

इसमें वसा नहीं होती, सोडियम व कैलोरी की मात्रा कम है तथा विटामिन सी से भरपूर है। इसमें वसा जलाने वाले प्राकृतिक एंजाइम होते हैं, जो वजन घटाने में सहायक हैं।

नुकसान

इसमें महत्त्वपूर्ण खाद्य समूह, विटामिन व मिनरल को शामिल नहीं किया जाता। कैलोरी की भी कम मात्रा ली जाती है। लंबे समय के लिए यह असुरक्षित व अव्यावहारिक है।

हर्बल लाइफ डाइट

आप क्या खा सकते हैं?

दिन में एक संतुलित आहार, एक प्रोटीन ड्रिंक जो बाकी दो खानों के बराबर है, मल्टीविटामिन व हर्बल गोलियां।

इसमें प्रतिदिन 1000–1200 कैलोरी ली जाती है।

यह लोकप्रिय क्यों है?

इसमें बार-बार कैलोरी गिनने या स्क्वेयर मील की योजना बनाने की जरूरत नहीं होती।

यह कैसे काम करती है

यह भोजन पर नियंत्रण रखते हुए वजन घटाने में सहायक है।

नुकसान

क्या प्रोटीन ड्रिंक व मल्टीविटामिन गोलियां संपूर्ण आहार का मुकाबला कर सकती हैं? मैं तो ऐसा नहीं मानती। वैसे भी हर्बल सप्लीमेंट में एफेटट्राइन

एल्कालॉयडस का जैव स्रोत सीडा कोर्डीफोलिया होता है; जो उच्च रक्तचाप, दिल के रोगों, थायराइड व मधुमेह का इतिहास रखने वाले रोगियों के लिए खतरनाक हो सकता है। इन्हें लेने से पहले डॉक्टर की राय अवश्य लें।

क्या मैं आपकी मदद कर सकती हूं?

मैं फैड व स्वस्थ डाइट में अंतर कैसे जान सकती हूं?

एक फैड डाइट वह होती है, जिसमें :

- संतुलन का अभाव होता है, केवल एक-दो खाद्य पदार्थ छोड़कर बाकी लेने की मनाही होती है।
- सप्राट में दो पौंड से अधिक वजन घटाने का वादा होता है।
- वसा को गलाने वाले जादुई भोजन का लालच होता है।
- वे दावा करती हैं कि हाथ-पैर हिलाए बिना भी वजन घट सकता है।
- एक दिन में 1200 से कम कैलोरी लेने की सलाह दी जाती है।
- मधुमेह, उच्च रक्तचाप, किडनी आदि के रोगियों को पहले डॉक्टर से सलाह लेने की चेतावनी नहीं दी जाती।

मेरे टॉप मंत्र

- सोच-समझकर खाएं। डाइटिंग के बावजूद रोजमर्रा के कामों के लिए ऊर्जा चाहिए। खाली पेट रहने से बात नहीं बनेगी।
- खाने से ही इतनी ऊर्जा मिलेगी कि आप पर्याप्त व्यायाम कर सकें।
- नियमित भोजन से पाचन क्रिया नियंत्रित रहेगी व शरीर कैलोरी की खपत करेगा।
- एक संतुलित आहार लें ताकि स्वस्थ व पोषित रह सकें। फेड डाइट्स से झटपट वजन तो घटेगा पर आप थकी हुई, कमजोर व कुपोषण ग्रस्त भी हो सकती हैं।

अध्याय 25
पेट रखें साफ

डाइट पर हो नज़र पूरी

जानना बेहतर होगा : *यदि आप भोजन को हजम करके, मल के रूप में बाहर नहीं निकालते, तो वजन घटाना एक समस्या बन सकता है।*

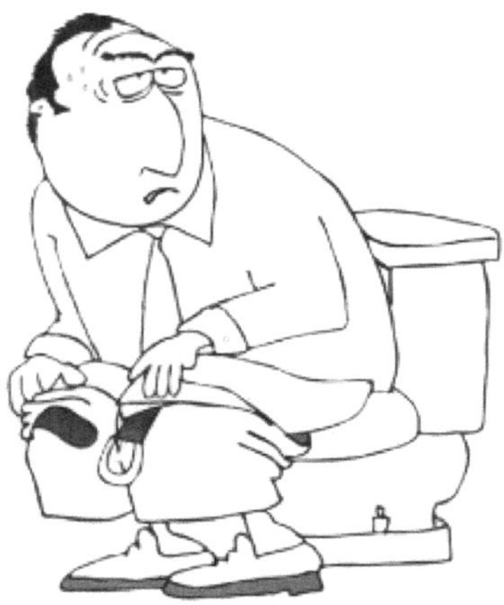

एक हेल्दी डाइट किसी भी सफल वेट लॉस का आधा रहस्य कहा जा सकता है। दूसरा आधा है नियमित रूप से पेट साफ करना। जो भी पेट में जाए; उसका पाचन, अवशोषण व विसर्जन हो यानी वह पेट में हजम हो, उसके पोषक मूल्य शरीर को मिले और वह मल बनकर बाहर आ जाए। अक्सर डाइटर्स को कब्ज की शिकायत रहती है और वे इसी वजह से अपने उन आखिरी पांच किलो को घटा नहीं पाते। चाहे डाइटिंग न भी करें, शारीरिक व मानसिक शांति पाने के लिए पेट साफ करें। कालिंदी (12) सुबह स्कूल

जाते समय खीझी हुई रहती थी। देर से सोकर उठती व स्कूल पहुंचने के लिए भागमभाग मच जाती। यही वजह थी कि उसे कब्ज रहने लगी। अपनी सहेली के कहने पर, कालिंदी की मॉम ने उसे रोज सुबह 4–5 सूखे अंजीर खाने को देने शुरू किए, जिन्हें पहले आधा घंटा पानी में भिगोया जाता था। कालिंदी को सुबह जल्दी उठाया जाने लगा ताकि वह पेट साफ करने के लिए समय निकाल सके। कब्ज ठीक होते ही चिड़चिड़ाहट भी भाग गई। दोस्त भी जिंदादिल व खुशमिजाज कालिंदी को पाकर प्रसन्न हुए।

गलत खानपान ही कब्ज की वजह बनता है। रिफाइंड फूड की मात्रा घटाएं व अधिक से अधिक पानी पिएं। रेशेदार खाद्य पदार्थ अवश्य लें। रोज 25–30 ग्राम रेशे की मात्रा लेना, शरीर के लिए काफी होगा। ये प्राकृतिक रूप से काम करता है। इसके लिए आपको ताजे फल, सब्जियों, साबुत अनाज, दालों व अंकुरित अनाज पर ध्यान देना होगा। नियमित रूप से व्यायाम भी एक अच्छा विकल्प है। यदि ये साधन काम न आएं तो आप 'ईसबगोल' जैसे पदार्थ ले सकते हैं। ये पेट साफ करने में सहायक होते हैं। यह ध्यान रखें कि जो भी खाएं; उसका पूरी तरह से पाचन हो और वह मल के रूप में बाहर आए।

क्या मैं आपकी मदद कर सकती हूं?

क्या आप ऐसा भोजन बता सकती हैं, जो पाचन शक्ति बढ़ाए व कब्ज को रोकने में सहायक हो?

आप इस काम के लिए इन खाद्य पदार्थों पर भरोसा कर सकते हैं :

अंजीर, मुनक्का, किशमिश : इनका फाइबर पाचन शक्ति में सुधार करेगा व कब्ज नहीं होने देगा।

दही : इसमें प्रोबायोटिक होता है; जो पाचन तंत्र के लिए वरदान है।

पुदीना : यह अफारे व अपच से छुटकारा दिलाता है।

पपीता : इसमें पापेन होता है जो पाचन तंत्र की सेहत सुधारता है।

अन्नानास : यह विषैले तत्त्व बाहर निकालता है व मूत्रवर्धक है। इसमें पाया जाने वाला ब्रोमेलिन पाचन तंत्र की क्षमता को बढ़ाता है।

अदरक : यह पाचक एंजाइमों के स्राव को उत्तेजित करता है।

मेरे टॉप मंत्र

- थोड़ा फाइबर पैक करें। डाइट में फल, सब्जी, साबुत अनाज, दालें व अंकुरित अनाज शामिल करें। फाइबर मल के विसर्जन में सहायक होता है।
- भरपूर मात्रा में पानी लें। शरीर का तापमान नियमित होगा, पाचन तंत्र सही तरह से काम करेगा, पोषक तत्त्वों का संचार बढ़ेगा व मल-विसर्जन आसानी से हो पाएगा। दिन में 8 से 10 गिलास पानी अवश्य पिएं।
- धीरे-धीरे खाएं। हर कौर को लगभग बीस सेकेंड चबाएं। इससे पाचन शक्ति बढ़ेगी। शरीर भी आपको संकेत दे सकेगा कि वह भर गया है।
- ज्यादा बड़ी मात्रा में भोजन आसानी से हजम नहीं होता। नींद व आलस आता है। छः से आठ बार हल्के भोजन का विकल्प उचित है।
- सही समय पर भोजन करें। यदि डिनर के लिए देर हो जाए तो पहले कुछ हल्का खा लें ताकि आपको भोजन ठूंसने की नौबत न आए। रात को सोने से दो घंटे पहले डिनर कर लें। कम से कम एक घंटे का अंतर तो आवश्यक है।
- शरीर को गतिशील रखें। तैराकी, चहलकदमी, साइकिलिंग व योग जैसे व्यायाम आपको फिट रखेंगे व पेट भी साफ रहेगा।

अध्याय 26

डाइट पर हो नज़र

तो आपने आखिरी चीज़ क्या खाई थी?

जानना बेहतर होगा : *भले ही जंक हो या सेहतमंद भोजन, हमेशा यह ध्यान रखें कि आपके पेट में क्या व कितना भोजन जा रहा है।*

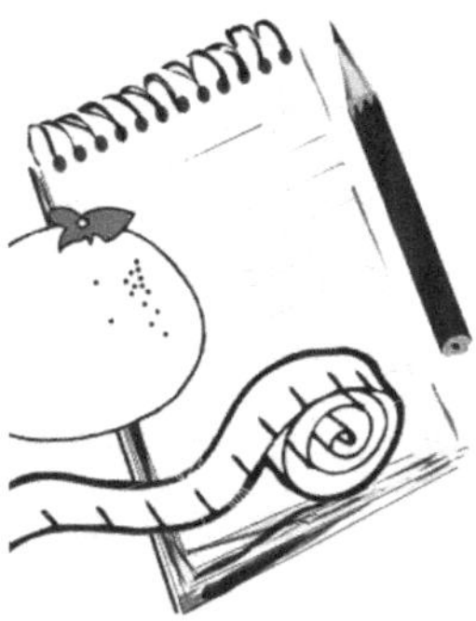

कई बार डाइट भी आपको उलझा सकती है मैं तो कुछ खाती ही नहीं, पता नहीं इतना वजन कैसे हो गया? अक्सर ऐसा ही सुनने में आता है। मुझे एक ऐसी महिला याद आ गई, जो इसी शिकायत के साथ डॉक्टर के पास गई थी। उसने पूरे दिन का ब्यौरा दिया, उस दिन उसने सही तरीके से खाना भी नहीं खाया था (उसका मानना था); दोपहर को एक जन्मदिन की पार्टी में केक का एक स्लाइस व वेफर्स खाए ('न' कहना बुरा लगता है...), बाद में सहेली के घर पापड़ी चाट (मैं मना करती रही पर वह नहीं मानी..)। फिर रात को बेटे के कहने पर चॉकलेट आइसक्रीम खानी पड़ी (बेटे को मना कैसे करती)।

वैसे भी आइसक्रीम हमारी कमजोरी है। यह सब वजन घटाने के लिए कोई आदर्श स्थितियां नहीं हैं, हैं न?

इस पुस्तक का विषय, वे कुछ आखिरी किलो; सचमुच इन्हें घटाना थोड़ा मुश्किल होता है। आपके सही तरह से खाने-पीने के बावजूद वे टस से मस नहीं होते। पर क्या आप सचमुच सही तरह से खा रहे होते हैं। देखने में भले ही ऐसा लगे, पर अंदर की कहानी कुछ और ही होती है। यहां मैं आपको कागज़-कलम उठाने की सलाह दूंगी। मैं अपने ग्राहकों को फूड डायरी बनाने को कहती हूं ताकि वे जान सकें कि उन्होंने क्या, कब व कितना खाया। अतिरिक्त कैलोरी कहां से आई, डायरी देखते ही पता चल जाएगा। क्या वह उनकी ब्रेड पर लगा मक्खन है? या फिर चाय के साथ तली नमकीन। शाम को दोस्तों के साथ ली गई चाट है या फिर आधी रात को छिप कर खाई गई मिठाई। मैं आपको बता दूं कि इससे बेहतर परख कोई हो ही नहीं सकती। जब कौशल (28) वजन घटाने में असफल रहा तो मेरे पास आया। वह खानपान की आदतों में नियमित था। रात को डिनर में सूप का कटोरा, एक रोटी, हरी सब्जी व मूंग दाल लेता था। लंच भी सोच-समझकर ही करता था। कोई दिक्कत नहीं थी। तो क्या वह बीच में कुछ गलत खा रहा था। डाइट पर नजर रखने से पता चला कि टी.वी चलते ही वह कुछ न कुछ खाने के लिए ले लेता था; पेड़ा, बर्फी, चिप्स या चिवड़ा; यह कुछ भी हो सकता था। वह मानता है "टी.वी. चलते ही मैं आदतन कुछ न कुछ खाता रहता था और कई बार तो यह भी याद नहीं रहता था कि क्या खा रहा हूं।" इसलिए यह भी नहीं कह सकते कि मैं उस खाने का स्वाद लेता हूं। मैंने उसे सलाह दी कि उस समय विकल्प के रूप में सेब, संतरा खाए या हरी चाय पिएं। "भले ही आदत बदलने में थोड़ा समय लगा, पर अब मुझे टी.वी. देखते समय सही स्नैक खाने की आदत हो गई है। मैं फल व हरी चाय का स्वाद लेता हूं।" कुछ किलो वजन घटने से चेहरे पर सेहत की चमक के साथ, कौशल ने कहा।

फूड-डायरी के अपने ही लाभ होते हैं। यह बताती है कि आपने क्या खाया व क्या नहीं खाया। कोई फल नहीं? कम सब्जियां? कोई नाश्ता नहीं? भारी डिनर? आप जान सकेंगे कि जरूरत से ज्यादा खाना क्यों खाया गया? कौशल के मामले में टी.वी. असली कारण था। दूसरों के मामले में यह ऐसा फास्टफूड हो सकता है, जो आसानी से मिल सके। डायरी बताती है कि आपने बिना सोचे-समझे क्या-क्या खाया। "डायरी रखने से ही मैंने जाना कि मैं बच्चों

की प्लेट में बचा बाकी खाना भी चट कर लेती थी। मेरी कमर पर चर्बी की परतें बढ़ती जा रही थीं।" शैला (32) कहती हैं। यहां तक कि खाना पकाते समय चखने से भी अंतर आ सकता है। डायरी लिखने से आप पसंद-नापसंद, ऊर्जा, भूख, खाने के बाद मूड, सही तरह के खानपान व हल्के रहने जैसी कई बातों को भी जान पाएंगी।

मेरे टॉप मंत्र

- खाने पर पूरा ध्यान दें। खाते समय ध्यान को भटकने न दें। आराम से भोजन करें।
- फूड डायरी पर नजर रखें ताकि आदतों व प्राथमिकता में बदलाव का पता लग सके।
- यदि आवश्यकता हो तो सही पटरी पर आने के लिए फूड प्लान में बदलाव लाएं।

अध्याय 27
आपकी पैंट्री में

यदि स्वयं को छरहरा दिखाना चाहती हैं तो खरीददारी व रसोई में स्मार्ट बनें

जानना बेहतर होगा : *अपने रसोईघर में स्वास्थ्य को बढ़ाने वाले खाद्य पदार्थ रखें ताकि आप अपना लक्ष्य पा सकें।*

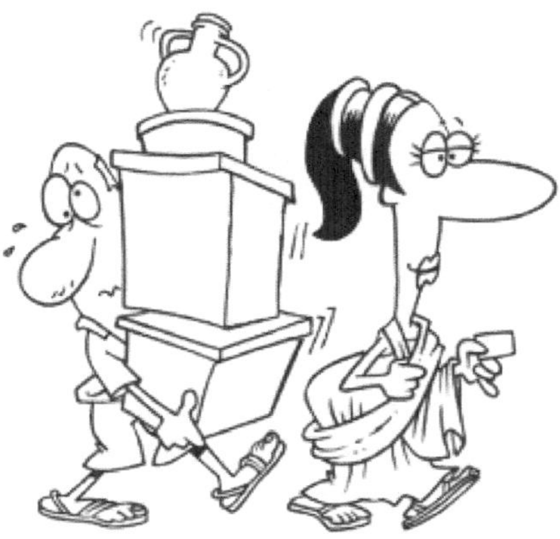

अगली बार मैं शॉपिंग पर जाने से पहले लिस्ट बना लूंगी।

आपके किचन के स्टॉक पर निर्भर करता है कि डाइट प्लान टिकेगा या नहीं? चिप्स, केक स्लाइस, मसालेदार फरसान से शेल्फ भरे होंगे तो भूख लगने पर उन्हें ही खाना पड़ेगा। अगर इनकी बजाए कुछ स्वस्थ विकल्प रखे जाएं तो? मेरी एक क्लाइंट शालिनी अय्यर (26) ने ऐसा ही बदलाव अपनाया व

उसका पुरस्कार भी पाया। उसकी फिलॉसफी? जब कुछ गलत होगा ही नहीं तो खाएगी कहां से? "अपने स्नैक्स की कसम खाती हूं। मुझे हर दो घंटे बाद भूख लगती है व कुछ न कुछ खाने का मन करता है। मेरे नए-नए पति को अब इसकी भी आदत डालनी पड़ रही है। वे अक्सर अपनी अच्छी किस्मत को सराहते हैं कि वे फूड बिजनेस में नहीं हैं, वरना अब तक तो उनका दिवाला निकल गया होता। उफ! चलो बात पर वापिस आएं! जब वजन बढ़ने लगा तो मैंने जाना कि रसोई में सही तरह के संग्रह का क्या महत्त्व है? भूख लगते ही, जो भी हाथ आता, उसे ही खाने लगती जैसे कचौड़ी, चिवड़ा व मिठाई। फिर मैंने उनकी जगह कुछ स्वस्थ विकल्प रखे; जैसे खाखरा, भुना मुरमुरा व साबुत अनाज से बने बिस्कुट। रसोई में दो शेल्फ ऐसे ही सामान के नाम थी ताकि मैं कहीं और भटकूं ही नहीं। ये स्वस्थ विकल्प बड़ा फायदेमंद रहा।"

यदि वजन घटाने के प्लान में से लालच को न घटाया गया तो गाड़ी वहीं थम जाएगी। आपको स्मार्ट शॉपिंग सीखनी होगी ताकि सही तरह के खाद्य पदार्थ ला सकें। किचन में ये सब पड़ा होगा तो धीरे-धीरे इन्हें ही खाने की आदत भी हो जाएगी।

सब्जियां

हरी पत्तेदार सब्जियां

लौकी

करेला

कद्दू

सलाद पत्ता

टमाटर

सेलेरी

अस्पारागस

टिंडा

भिंडी

फल

पपीता

अन्नानास

नाशपाती

आड़ू

अनार

संतरा

मौसमी

तरबूज

खरबूजा

सेब

स्ट्रॉबेरी

मांसाहार

अंडों की सफेदी

लीन फिश/पानी में बंद ट्यूना

चिकन ब्रेस्ट (सफेद मांस)

श्रिंप

विविध

स्किम्ड दूध

स्किम्ड दूध से बने डेयरी उत्पाद (दही, पनीर)

साबुत अनाज से बने सिरियल्स

मैरी बिस्कुट

डाइजेस्टिव बिस्कुट

ऑलिव ऑयल, ब्रान ऑयल, सनफ्लावर ऑयल

हरी/पीली मूंग दाल

ब्राउन चावल

टूटी सफेद लपसी

बाजरे का आटा

ज्वार का आटा

साबुत गेहूं की ब्रेड

मल्टीग्रेन ब्रेड

ओटमील

सूजी

क्रेकर्स

हरी/हर्बल चाय

इनसे बचें... हाई कैलोरी या स्टार्चयुक्त भोजन से बचें। अपने आहार में इनकी सीमित मात्रा शामिल करें।

सब्जियां

आलू

मक्का

मटर

चुकंदर

जिमीकंद

शकरकंदी

फल

सूखे मेवे

डिब्बाबंद फल

केले

आम

चीकू

सीताफल

शरीफा

लीची

अंगूर

फलों के जूस

कटहल

मांसाहार

लाल मांस

अंडे की जर्दी

विविध

नारियल

मसूर/चना दाल

हाई फैट पनीर/दही

मैदा

डिब्बाबंद खाद्य पदार्थ

कैचअप/अचार

आइसक्रीम

डीप फ्राइ फरसान

केक व पेस्ट्रीज़

एरियेटिड सॉफ्ट ड्रिंक

एल्कोहल

फ्राइड नट्स

आलू के वेफर्स

चीज़

मेयोनीज़

जैम/सिरप

चॉकलेट

डेजर्ट/ पुडिंग

क्या मैं आपकी मदद कर सकती हूं?

मुझे सुपरमार्केट में खरीददारी करने से नफरत है। तरह-तरह की खाने की चीजों से भरे रैक देखते ही मैं अपनी डाइट भुला देती हूं और उनके लिए मन ललचा जाता है। मैं वह सब ले लेती हूं।

यदि आप डाइट पर हैं तो खाने-पीने के सामान की खरीददारी आपकी

संकल्पशक्ति की परीक्षा से कम नहीं होती। चूंकि लालच से तो हमेशा बचा नहीं जा सकता, इसलिए यहां कुछ टिप्स दिए जा रहे हैं :

लिस्ट बनाकर चलें

अगर आपको पता होगा कि लेना क्या है तो आप रंग-बिरंगे पैकेटों से भरे रैक में नहीं भटकेंगी (बेशक आपकी लिस्ट में वे चीजें शामिल नहीं होंगी)।

खरीददारी करते समय कुछ खाकर जाएं

खाली पेट गईं तो अपने-आप हाई-कैलोरी फूड सेक्शन की तरफ ध्यान जाएगा। आपके जानने से पहले ही, ढेर-सारा सामान लिया जा चुका होगा। पेट भरा रहने से ऐसा नहीं होगा।

मेरे टॉप मंत्र

- रचनात्मक बनें। अपनी लिस्ट के 'कच्चे सामान' से तरह-तरह के नए व स्वादिष्ट व्यंजन बनाएं। खाने की नई शैलियां अपनाएं ताकि आप पुराने स्वादों से न उकताएं।
- जो चीज़ खाने की मनाही है, उसकी लिस्ट भी रसोई में रखना खतरनाक हो सकता है।

अध्याय 28

तेल है कम, पर स्वाद है ज़्यादा

तेलरहित व्यंजन, ताकि बेझिझक खा सकें

"तेल के बिना खाना पकाना? इसका मतलब होगा कि आइटम सांग के बिना मूवी देखना यानी तड़के का न होना!" मेरी दोस्त ने तो यह जवाब दिया। मैं मानती हूं कि यह भी देखने का एक नजरिया है, पर अगर आप मेरे नजरिए से देखें तो जान पाएंगे–खाने में तेल की खपत घटाने से कोई नुकसान नहीं होता क्योंकि वहां उसकी जरूरत ही नहीं होती; जैसे आपके टोस्ट पर मक्खन या सलाद में ड्रेसिंग। इस तरह आप स्वाद से समझौता किए बिना वसा की खपत घटा सकती हैं।

यदि ऐसा लगे कि सब कुछ करके हार गई हैं तो तेलरहित व्यंजन पकाने-खाने की आदत अपनाएं। मेरा विश्वास करें, यह स्वादिष्ट भी होगा। बस खुले दिमाग व रचनात्मक तरीके से कुकिंग करें; इसमें आपको कैलोरी के सिवा सब कुछ मिलेगा। हैप्पी ईटिंग!

सलाद

अनार, गाजर व पत्तागोभी सलाद
(3-4 लोगों के लिए)

2 कप अनार के दाने
1 कप कद्दूकस गाजर
1 कप कद्दूकस पत्तागोभी
2 बड़ा चम्मच बारीक कटा हरा प्याज
नमक व नींबू का रस स्वादानुसार

5-6 खजूर, बारीक कटे

थोड़ा अदरक, बारीक कतरा (चाहें तो)

2 छोटे चम्मच कद्दूकस नारियल (चाहें तो)

विधि

सारी सामग्री एक साथ मिलाकर परोसें।

खीरा सलाद

(2 लोगों के लिए)

2 खीरे, कटे हुए

1 छोटा चम्मच, कद्दूकस नारियल

5-6 मूंगफली दाने, दरदरे

1/2 छोटा चम्मच नींबू का रस

1 चुटकी पिसी चीनी

1 चुटकी पिसी हल्दी

नमक स्वादानुसार

विधि

सारी सामग्री एक साथ मिलाकर परोसें।

सलाद पत्ता व अंकुरित सलाद

(4 लोगों के लिए)

1 कप आइसवर्ग सलाद पत्ता, ठंडे पानी में डूबा व बड़े टुकड़ों में टूटा

1 हरा प्याज, बारीक कटा

1/2 खीरा, स्लाइस

1 कप भाप में पके मिश्रित अंकुर (मूंग, चना, लाल लोबिया)

1 टमाटर, बड़े टुकड़े

1 कली लहसुन, दरदरा व नींबू के रस में भीगी नमक व काली मिर्च स्वादानुसार

विधि

सारी सामग्री एक साथ मिलाकर परोसें।

सूप

आपका मनपसंद सूप

(2-3 लोगों के लिए)

100 ग्राम कद्दू

1–2 आलू

4 गुच्छी सेलेरी

2 प्याज

1/2 छोटा चम्मच लहसुन (चाहें तो)

1 कप दूध (चाहें तो)

नमक व काली मिर्च स्वादानुसार

विधि

1. सब्जियां थोड़े पानी में, भाप में पकाएं।

2. नमक व मसाले डालकर सब्जियां पीसें।

3. इस स्टॉक में, भाप में पकी कटी गाजरें, ब्रोकली, टमाटर की प्यूरी, मटर, अस्पारागस, मक्का, गोभी या मशरूम मिला सकते हैं।

4. चाहें तो पालक को भाप में गलाकर पीसें व पालक का सूप भी ले लें।

सब्जियां/दाल

भिंडी

(2–3 लोगों के लिए)

2 कप कटी व भाप में पकी भिंडी

1 कप लो–फैट दही

1 छोटा चम्मच पिसा धनिया

1 छोटा चम्मच पिसा जीरा

नमक व लाल मिर्च स्वादानुसार

तड़के के लिए हींग व सरसों

सजावट के लिए धनिया पत्ती

विधि

1. दही, पिसा जीरा व धनिया, नमक व लाल मिर्च को दो बड़े चम्मच पानी में मिलाएं।

2. एक बर्तन गर्म करें। सरसों तड़काएं; फिर 1 चुटकी हींग व दही मिला दें। भाप में पकी भिंडी व धनिया डालें।

नोट: चाहें तो भिंडी के अलावा कोई भी सब्जी लें।

मिक्स वेज करी

(3-4 लोगों के लिए)

3 टमाटर

100 ग्राम भाप में पकी सब्जियां (फ्रेंच बींस, गाजर, गोभी व मटर)

1/2 छोटा चम्मच चीनी/शक्कर सिरप

नमक स्वादानुसार

करी मसाला के लिए, इन्हें पीस लें

1 बड़ा प्याज

1 छोटा चम्मच धनिया

1 छोटा चम्मच जीरा

1 छोटा चम्मच खसखस

25 मि.मी. अदरक

2 हरी मिर्च

3 इलायची

3 लौंग

3 छोटी स्टिक दालचीनी

विधि

1. टमाटर काटें। एक कप पानी में नरम होने तक पकाएं। छलनी से छानकर पीस लें।

2. एक गर्म पैन में मसाले को तीन मिनट तक धीमी आंच पर पकाएं। पिसा टमाटर व सब्जियां, चीनी व नमक मिला दें।

बैगन का भर्ता

(3-4 लोगों के लिए)

3-4 बड़े गोल बैगन

2 प्याज, कटे हुए

1 छोटा चम्मच बारीक कटी हरी मिर्च

2 टमाटर, कद्दूकस

विधि

1. बैगन को आंच पर काला होने तक भूनें। छिलका उतारकर मसल लें।

2. पैन गर्म करें। प्याज व हल्का नमक मिलाकर भूनें। इस तरह वे जल्दी पकेंगे।

3. हरी मिर्च डालकर कुछ सेकेंड तक पकाएं।

4. अब टमाटर डालकर कुछ मिनट पकाएं।

5. अंत में बैगन डालें व थोड़ा नमक मिलाकर भूनें।

चाइनीज़ स्टाइल स्टिर-फ्राइड वैजीस

(2-3 लोगों के लिए)

1 प्याज, स्लाइस

1 कप कतरी पत्तागोभी

1/2 कप बारीक कटी गोभी

2 बड़े चम्मच दरदरी कद्दूकस गाजर

1/2 कप स्लाइस शिमला मिर्च

2 बड़े चम्मच अंकुरित बींस

3-4 छोटे चम्मच सोया सॉस

1/2 कप सफेद सिरका

1/4 छोटा चम्मच पिसा अदरक

नमक स्वादानुसार

चिली-गार्लिक पेस्ट के लिए इन्हें पीसें

5-6 कली लहसुन

5 लाल कश्मीरी मिर्च

1/2 कप पानी

विधि

1. एक पैन में प्याज व नमक को भूनें।

2. अदरक व चिली पेस्ट मिला दें।

3. अब सब्जियां, सोया सॉस, सिरका व नमक मिलाएं व तेज आंच पर लगातार भून लें।

दाल पालक

(2-3 लोगों के लिए)

1 कप मूंग दाल (कोई भी मनपसंद दाल)

1 प्याज, कटा हुआ

1 छोटा चम्मच जीरा

1 कप कटा व भाप में पका पालक

1 टमाटर, कटा

1/2 छोटा चम्मच पिसी हल्दी

नमक स्वादानुसार

चिली-अदरक-लहसुन पेस्ट बनाने के लिए इन्हें पीस लें

3 कली लहसुन

2 हरी मिर्च

छोटा टुकड़ा अदरक

1/2 कप पानी

विधि

1. प्रेशर में तीन कप पानी, नमक व हल्दी डालकर दाल उबालें।

2. एक पैन में प्याज व नमक भूनें।

3. उसमें अदरक-लहसुन वाला पेस्ट डालकर कुछ मिनट भूनें।

4. अब दाल, पालक व टमाटर डालकर 5 मिनट तक पकाएं।

किसी भी व्यंजन के लिए

1. भाप में पकी सब्जी/मांस/मछली

2. नमक के साथ प्याज-लहसुन भूनें।

3. सारे मसाले डालें।

सेक्ड डिशेज

बेक्ड ब्रोकली

(2-3 लोगों के लिए)

2 कप कटी व भाप में पकी ब्रोकली

1 गिलास लो-फैट दूध

1 कप मसला हुआ लो-फैट चीज़

नमक व काली मिर्च स्वादानुसार

विधि

1. ब्रोकली एक बेकिंग डिश में रखें।

2. दूध, चीज़, नमक व काली मिर्च मिलाएं। पहले से गर्म ओवन में बेक करें।

नोट : चाहें तो ब्रोकली की बजाए मिक्स वेज, अस्पारगस, मशरूम, कॉर्न, सेलेरी, शिमला मिर्च व मनपसंद जड़ी-बूटियां (हर्ब्स) मिला सकते हैं। चाहें तो दूध की जगह पिसे टमाटर डालें।

मीठे व्यंजन

मीठे दही/पनीर के साथ एप्पल स्लाइस

(4 लोगों के लिए)

3 बड़े सेब

3 चम्मच गुड़/चीनी की चाशनी

2 कप ठंडा मीठा दही/पनीर (दही व पनीर, 2 बड़े चम्मच स्किम्ड मिल्क पाउडर, शहद) पिसी दालचीनी व जायफल/ केसर मिलाएं। यदि दही प्रयोग में लाएं तो पहले मलमल के कपड़े से छानकर फालतू पानी निकाल दें।

विधि

1. बीज निकाल दें व सेब के गोल टुकड़े काटें।
2. थोड़े पानी व चाशनी में नरम होने तक उबालें।
3. ठंडे होने दें। प्लेट में रखें व ऊपर से मीठा दही/पनीर डालें।

गाजर का हलवा

(3-4 लोगों के लिए)

2 कप कद्दूकस गाजर

2 कप लो-फैट दूध

6 बड़े चम्मच लो-फैट मिल्क पाउडर

चाशनी/बारीक चीनी

पिसी इलायची

विधि

1. गाजर व दूध को कुकर में दो सीटियां दिलवाएं।
2. गर्म पैन में गाजर, लो-फैट मिल्क पाउडर, चीनी व इलायची मिलाएं। 3 से 4 मिनट तक पकाते हुए लगातार चलाएं।

क्या मैं मदद कर सकती हूं?

क्या तेल और वसा को, डाइट में से पूरी तरह से हटाना ठीक है?

नहीं, इनकी मात्रा सीमित करें, पर बिल्कुल लेना न छोड़ें। यदि वजन घटाना चाहें तो पूरे दिन में दो चम्मच तेल से अधिक न लें। लो फैट डाइट में कुछ आखिरी किलो वजन घटाने में आसानी होगी। अधिक तेल व वसा से मोटापा, हृदय रोग व मधुमेह हो सकते हैं।

मेरे टॉप मंत्र

- सब्जियां पकाने या ग्रेवी में डालने से पहले भाप में पकाएं।
- उबालने की बजाए भाप में पकाना बेहतर होगा। सब्जियों के पोषक तत्त्व बने रहेंगे। सब्जियां छलनी में डालें व उबलते पानी के बर्तन पर रखें। ढकें व धीमी आंच पर सब्जियां गला लें।
- हमेशा धीमी आंच पर खाना पकाएं।
- पहले पैन गर्म करें; फिर मसाले मिलाएं। हर मसाले का अपना अलग स्वाद आएगा। उन्हें हल्का भूनें। यदि यह तकनीक आ गई तो तेल के बिना भोजन पकाना बेहद आसान होगा।
- प्याज-लहसुन पकाने हों तो धीमी आंच पर भूनें। थोड़ा नमक मिलाने से वे जल्दी पकेंगे।
- दाल कुकर में पकाएं; फिर स्वाद के लिए भाप में पकी सब्जियां, मसाले, प्याज व लहसुन मिलाएं।
- ग्रेवी, सूप, कटी व बेक्ड में लो-फैट दूध मिलाएं।
- ग्रेवी में लो-फैट कर्ड भी मिला सकते हैं।
- स्वाद बढ़ाने के लिए नट्स व बीज भी मिला सकते हैं।
- बेक्ड सब्जियां बनाने के लिए पहले उन्हें भाप में पकाएं; फिर लो-फैट दूध, नमक, काली मिर्च व दूसरे मसाले डालें। एक बेकिंग डिश में डालें; ओवन में रखें व तैयार होने पर परोसें।

तीसरा भाग

व्यायाम

अनेक हिस्से मिलकर आपकी फिटनेस दिनचर्या को पूरा बनाते हैं।

अध्याय 29

गैर सैट एक्सरसाइज़

बस अब शुरुआत कर ही दें

जानना बेहतर होगा : *व्यायाम की अच्छी खुराक लेने से फिट तो रहेंगे ही, साथ ही वे आखिरी किलो घटाने के लिए ज्यादा हाथ-पैर भी नहीं मारने पड़ेंगे।*

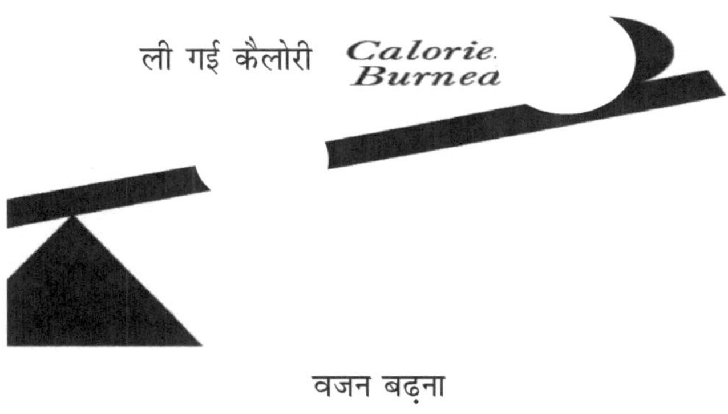

कुछ लोग इसे मजबूरी में करते हैं। कुछ लोग चिकित्सीय कारणों से व्यायाम करते हैं तो कुछ इसके माध्यम से वजन घटाना चाहते हैं। कारण चाहे जो भी हो, व्यायाम को आपकी दिनचर्या का एक अंग होना ही चाहिए। कोई भी ऐसी गतिविधि शामिल करें, जो आपके शरीर को गतिशील रख सके। मेरा तो सचमुच यही मानना है कि यह सही आकार में रहने का सबसे बेहतर उपाय है। खासतौर पर इसलिए क्योंकि यह अच्छा दिखने में भी मदद करता है। आपको पता होना चाहिए कि इससे क्या-क्या लाभ होते हैं।

यह आपको स्वस्थ बनाता है

नियमित व्यायाम से शरीर के रक्त संचार में सुधार होता है। आपके फेफड़ों व दिल के लिए अच्छा है। इससे वसा का जमाव घटता है, मांसपेशियां बनती हैं, बालों व त्वचा में नई चमक आती है। डॉक्टरों के पास जाने के कई चक्कर बचेंगे, सो अलग है।

यह वजन घटाने में सहायता करता है

कैलोरी की मात्रा घटाने के लिए केवल डाइटिंग ही पर्याप्त नहीं है। अपने खानपान की योजना में व्यायाम को शामिल करें, बेशक अच्छे नतीजे सामने आएंगे।

मूड बनाता है खुशनुमा

जी हां, व्यायाम करने से एंड्रोफिन के स्राव में वृद्धि होती है, ये फील गुड कराने वाला रसायन, मूड को अच्छा बनाता है। आप तनाव व उद्वेग से छुटकारा पा लेते हैं। जरा सोचें कि इनके साथ-साथ वजन भी तो घट रहा है। है न फायदे का सौदा?

इससे कार्यक्षमता बढ़ती है

ऐसा नहीं कि यह आपको सिर्फ एक घंटे के कड़े वर्कआउट का स्टेमिना ही देता है। दरअसल यह रोज़मर्रा की गतिविधियों के लिए भी सहायक है। केवल आराम करने से ही कार्यक्षमता नहीं बढ़ती। ज़्यादा आराम से आलस भी आ सकता है। शरीर में सुस्ती छा सकती है। व्यायाम से पूरे दिन काम करने की ऊर्जा प्राप्त होती है।

भरपूर होगी नींद

व्यायाम करने वालों को गहरी नींद का भरपूर उपहार मिलता है। आप उठने पर स्वयं को तरोताज़ा पाते हैं।

क्या मैं आपकी मदद कर सकती हूं?

क्या यह भी संभव है कि व्यायाम के कारण ही वजन बढ़ने लगे? मुझे तो ऐसा ही लग रहा है, इसलिए मैं जिम की सदस्यता खत्म करने की सोच रहा हूं।

हो सकता है कि यहां दो बातें हुई हों। आप अपने वर्कआउट को मनचाहा खाने का लाइसेंस मान रहे हैं। मेरी एक छात्रा के साथ भी यही हुआ था; उसे लगा कि व्यायाम के साथ डाइट करने से कोई फायदा नहीं होता, इसलिए वह दिल खोलकर मीठा व तला-भुना खाने लगी। उसने सोचा कि व्यायाम से अतिरिक्त कैलोरी तो व्यय हो ही रही है, पर यह सब उस तरह से कारगर नहीं रहा। यदि वजन घटाना चाहते हैं तो आपको एक ऐसा

मेल चाहिए, जिसमें हल्के खानपान के साथ सही तरह का व्यायाम भी शामिल हो। दूसरे, कई बार व्यायाम करने से भूख खुलकर लगती है और आप आवश्यकता से अधिक खाने लगते हैं। उससे परेशान न हों; आपकी गतिविधि के स्तर में वृद्धि होने से ऐसा होता है व मेटाबॉलिज्म में अचानक उछाल आता है। जैसे ही आप शारीरिक रूप से फिट होते हैं तो शरीर स्वयं को उन बदलावों के अनुसार ढाल लेगा और भूख भी नियंत्रित होगी। इस दौरान, भूख को लो-कैलोरी स्नैक से शांत करें। भूख के नाम पर कुछ भी ठूंसते रहने की गलती तो शायद आप भी नहीं करना चाहेंगे।

अंत में, यह भी जान लें कि व्यायाम जीवनशैली का एक अंग है। अनियंत्रित रूप से खानपान की छूट नहीं है। यह सही नहीं कि आप प्लेट में मीठे व्यंजनों का अंबार लगा लें और मन को तसल्ली दें कि कल वर्कआउट से पूर्ति कर लेंगे। मध्यम मार्ग अपनाएं; सोच-समझकर खाएं, सोच-समझकर ही व्यायाम करें। अगर अनाप-शनाप खा भी लिया हो तो उसके बाद हल्के आहार से उसका संतुलन साधें। पाचन तंत्र को थोड़ा आराम दें व संयमित रूप से व्यायाम करें।

क्या यह सच है कि व्यायाम करना बंद करते ही मसल फैट में बदल जाएंगे?

अगर कोई मेंढक सुंदर राजकुमार बन सकता है तो मसल भी फैट में बदल सकते हैं!! भई, ये दोनों अलग-अलग बातें हैं। व्यायाम बंद करने से केवल इतना अंतर आ सकता है कि मसल पहले वाली स्थिति में आ जाएंगे और आप अपने फिटनेस स्तर के पहले वाले खाने में पहुंच जाएंगे। थोड़ा वजन भी बढ़ेगा क्योंकि आप व्यायाम द्वारा अतिरिक्त कैलोरी व्यय करने का कार्य रोक देंगे।

मेरे टॉप मंत्र

- प्रतिदिन व्यायाम करने का संकल्प लें।
- व्यायाम के लिए नियत समय चुनें। यह कुछ भी हो सकता है सुबह, दोपहर या शाम।
- जो भी प्रगति हो, उसे अवश्य लिखें। इस तरह अपनी दिनचर्या बनाए रखने की प्रेरणा मिलेगी।
- अच्छा महसूस नहीं कर रहे? आइसक्रीम के टब को नजरंदाज करते हुए व्यायाम करें। कुछ ही देर में मूड संभल जाएगा व खुशी होगी कि आपने लालच पर काबू पाया।

अध्याय 30
फिटनेस के चार स्तंभ

चार बुनियादी बातें

जानना बेहतर होगा : *हर व्यायाम दिनचर्या में चार तथ्यों का होना आवश्यक है। ये बुनियादी तथ्य हैं। इनके बारे में जानें:*

एक अच्छे वर्कआउट प्लान में चार बातें होनी चाहिए।

1. यह स्टेमिना (क्षमता) में सुधार करे।
2. यह आपकी सपलनेस (लोच) बढ़ाए।
3. यह आपकी हड्डियों व मांसपेशियों की स्ट्रैंथ (ताकत) सुधारे।
4. यह आपको स्टेबलिटी (स्थिरता) दे।

स्टेमिना (क्षमता)

जब मेरी सहेली ने पहले बैडमिंटन खेलना शुरू किया तो वह 10-15 मिनट में ही थक जाती। कोर्ट में भागने व शॉट लगाने में ही उसकी सारी ऊर्जा चुक जाती। वह खेलती रही व एक महीने बाद उसने पाया कि अब वह 45 मिनट तक आराम से खेल सकती थी। खेल ने ही उसका स्टेमिना बढ़ा दिया था। शरीर अधिक कैलोरी व्यय करने योग्य हो गया था।

संक्षेप में : स्टेमिना यानी आपके शरीर की सहन क्षमता। यह व्यायाम से विकसित होती है, शरीर बड़ी मांसपेशी समूह के प्रयोग से तथ्यात्मक रूप से गतिशील होता है।

इन्हें आजमाएं : सैर, जॉगिंग, साइकिल चलाना, तैराकी, क्रिकेट, बैडमिंटन, टेनिस, स्क्वैश व दौड़।

बोनस : न केवल आखिरी कुछ किलो वजन घटेगा बल्कि दिल की भी सेहत बढ़ेगी।

सपलनेस (लोच)

कसरत तो भूल जाएं, रोजमर्रा के काम में भी आपकी लोच की परख होती है। शेल्फ पर रखी किताब उठाने से खिंचाव महसूस होता है? जूते बांधने से खिंचाव होता है? फर्श से कुछ खिलौने उठाने से भी शरीर में खिंचाव आता है। इनसे पता चलता है कि आपके शरीर में लोच है। अगर नहीं तो आप अपने व्यायाम में कुछ स्ट्रैचिंग व्यायाम शामिल करना चाहेंगे। हो सकता है कि आप एक ही दिन में पांव की अंगुलियां छूने तक न झुक सकें, पर कौन जाने किस दिन कोई करिश्मा हो जाए।

संक्षेप में : सपलनेस यानी शरीर की लोच। इस तरह आपका शरीर पूरी आसानी व गति से घूम सकता है व रिलैक्सेशन में भी वृद्धि होती है। तब यह ऐसी मशीन की तरह आवाज नहीं करेगा, जिसे तेल देने की जरूरत हो।

इन्हें आजमाएं : स्ट्रैचिंग व्यायाम या योग। पहले आसान व्यायामों से शुरू करें और फिर कठिन व्यायामों तक जाएं।

बोनस : शरीर की लोच बढ़ेगी। पोस्चर की समस्याएं दूर होंगी। शरीर स्लिम, फिट व गठा हुआ लगेगा। फिर अतिरिक्त वजन घटाने में भी देर नहीं लगेगी।

स्ट्रैंथ (ताकत)

सलमान खान को आपने मूवी 'बॉडीगार्ड' में अपने बाईसैप दिखाते देखा होगा। वैसे तो उसे शर्ट उतारते देखकर ही दुनिया दीवानी हो जाती है। अगर आप भी ऐसा ही कुछ पाने की चाह रखते हैं तो स्ट्रैंथ व्यायाम करने होंगे। (ये व्यायाम केवल पुरुषों के लिए नहीं, इन्हें स्त्रियां भी कर सकती हैं। जेनेटिकली उनके शरीर में टेस्टोसटेरोज की बहुत कम मात्रा होती है, इसलिए उन्हें यह चिंता करने की आवश्यकता नहीं कि वे मांसल दिखेंगी। स्ट्रैंथ व्यायाम करने से उनका शरीर सेक्सी रूप से गठा हुआ दिखेगा।) तो थोड़ी कड़ी मेहनत करें व गठा हुआ शरीर पा लें। तो एक खूबसूरत सुडौल शरीर मुबारक हो...

संक्षेप में : स्ट्रैंथ व्यायामों के माध्यम से मांसपेशियों पर ही काम किया जाता है ताकि वे फिट व टोंड लुक दें।

इन्हें आज़माएं : वे व्यायाम करें, जो शरीर के ऊपरी, बीच वाले व निचले हिस्से की मांसपेशियों पर काम करें। इन्हें आप अपने शरीर के भार, मशीनों, वेट या दूसरे रेजिस्टेंस उपकरणों के माध्यम से कर सकते हैं।

बोनस : न केवल आप सुंदर दिखेंगे; पूरे शरीर की टोनिंग होगी तथा

कैलोरी व्यय करने की दर में भी वृद्धि होगी।

स्टेबलिटी (स्थिरता)

याद है न, जब आपने पहली बार साइकिल चलाना सीखा था। जब तक आप सही तरह से चलाना सीख नहीं गए, कभी लगता ही नहीं था कि आप उन दोनों पहियों का संतुलन बना पाएंगे। और भी ऐसी कई गतिविधियां हैं जो स्थिरता या संतुलन चाहती हैं कल्पना करें कि आपने छलांग लगाकर गेंद पकड़नी है; आंखें तो गेंद पर टिकी हैं, आप देख नहीं सकते कि आप क्या कर रहे हैं, लेकिन आप गेंद लपकते ही स्वयं को सही-सलामत धरती पर उतारते हैं। जी हां, यही तो संतुलन साधना कहलाता है।

संक्षेप में : स्थिरता में हाथ व आंख का संयोजन, रिफ्लैक्स व मसल स्ट्रैंथ शामिल है। सभी खेलों में इसकी आवश्यकता होती है, अतः इसे प्लान में शामिल करें।

इन्हें आजमाएं : स्थिरता में सुधार लाने वाले योगासन करें; स्थिरता गेंद से व्यायाम करें।

बोनस : यह आपको उलझनें व गिरने से बचाएगा। ये दुर्घटनाएं तभी होती हैं, जब आपकी संतुलन साधने की योग्यता संपूर्ण नहीं होती।

मेरे टॉप मंत्र

- धीमे-धीमे शुरुआत करें। पहले ही दिन भारी वेट उठाने या मैराथन दौड़ने की उम्मीद न लगाएं।
- पूरा ध्यान दें। कुछ ही समय में आप वृद्धि के स्तर में अंतर महसूस करेंगी।
- ज़रूरत से ज्यादा व्यायाम न करें। आप कर सकते हैं, इसका मतलब यह नहीं कि आप प्रतिदिन मैराथन करें। शरीर को भी विश्राम व उत्तकों की मरम्मत के लिए समय चाहिए।

अध्याय 31

कोई प्लान लिया?

अपना वर्कआउट प्लान स्वयं बनाएं

***जानना बेहतर होगा** :–एक अच्छा एक्सरसाइज प्लान आपकी जरूरतों के हिसाब से बनाया जाता है ताकि आप ज्यादा कड़ी मेहनत किए बिना लक्ष्य तक पहुंच सकें।*

नीलिमा (35) : अब मैं जान गई हूं कि एक अच्छे एक्सरसाइज प्लान की क्या अहमियत होती है। केवल डाइटिंग से बात नहीं बनती। चाहे जितना मर्जी ध्यान रखा जाए, व्यायाम ही संपूर्ण फिटनेस देता है। फैसला तो ले लिया गया, पर अब भी कई सवाल घेरे हुए थे "मैंने कभी व्यायाम नहीं किया था, इसलिए पता ही नहीं था कि शुरुआत कहां से करूं। मैं अपने प्लान को प्रभावी बनाना चाहती थी, इसलिए टहलने या जिम जाने की सोचने लगी। दोनों करूं या कुछ और देखूं, कितनी बार व्यायाम करूं; जैसे कई संदेह फिर से खड़े होने लगे तो मैंने नमिता की मदद ली।"

तो मैं आपको व नीलिमा को यही सलाह देना चाहूंगी कि (आप अब जानते हैं कि चार 'एस' किसी भी वर्कआउट का सार होते हैं) शरीर के कुछ खास अंगों का व्यायाम करने की बजाए पूरे शरीर का व्यायाम करें। समय-समय पर रुटीन में बदलाव लाएं। समय-समय पर शरीर को उसके आरामदेह दायरे से निकालकर चुनौतीपूर्ण व्यायाम दें ताकि वह अधिक वजन घटाने के लिए स्वयं को तैयार कर सके। मैं अपनी कक्षाओं में भी यही तकनीक अपनाती हूं व आपसे भी ऐसा ही करने को कहती हूं।

मेरी अगली सलाह है कि फ्रीक्वेंसी (आवृति) पर ध्यान दें। वैसे तो मैं आदर्श रूप से वजन घटाने के लिए, सप्ताह में छः से सात दिन; प्रतिदिन एक घंटे के व्यायाम की सलाह देती हूं। एक आदर्श प्लान में पांच से छह दिन तक; चहलकदमी, तैराकी या साइकिलिंग जैसे एरोबिक व्यायाम (इसे 1 घंटे के लिए); 2 से 3 दिन योग व स्ट्रैचिंग व्यायाम व आधे से एक घंटे के लिए स्ट्रैंथ ट्रेनिंग व्यायाम शामिल होंगे।

कम व्यायाम करना, तो व्यायाम न करने के ही बराबर होगा। अधिक व्यायाम करने से शरीर को हानि होगी। यह आपको देखना है कि कितना व्यायाम करना है, जो कि आप अपने शरीर की क्षमता व आवश्यकता के अनुसार तय करेंगे। कुछ लोगों के लिए एक घंटे का व्यायाम गहन हो सकता है व उन्हें यह अवधि घटानी पड़ सकती है जबकि कुछ लोगों को अपने शरीर के लिए और भी चुनौतीपूर्ण व्यायाम देने की आवश्यकता होंगी। यदि कोई चिकित्सीय कारण हो तो पहले डॉक्टर की सलाह ले लें।

अधिक गहन व्यायामों में दौड़ना, तेजी से तैरना, तेज साइकिल चलाना, पहाड़ पर बाइक चलाना, फुटबॉल खेलना, रस्सी कूदना, हॉकी, जिम्बेनास्टिक व मार्शल आर्ट आदि शामिल हैं। इनसे दिल की धड़कन तेज होती है, आप तेज व गहरी सांसें लेने लगते हैं। केतकी (33) कहती है "दौड़ने से मुझे अच्छा पसीना आ जाता है। मैं उस बिंदु पर पहुंच जाती हूं जहां कुछ शब्द बोलने के लिए भी सांस चढ़ने लगती है। इससे मुझे अच्छा लगता है। ऐसे व्यायामों में तकरीबन 30 मिनट में ही उतनी कैलोरी व्यय हो जाती है, जितनी संयमित व्यायाम में 60 मिनट में होती है।"

संयमित गहनता वाले व्यायामों में तेजी से टहलना, आसान जॉगिंग, टहलना, ट्रेडमिल पर चलना, ऐलिपक्टिल ट्रेनर पर काम करना, साइकिल चलाना, तैरना व वाटर एरोबिक्स शामिल है। इनसे भी पसीना आता है व सांस की गति तेज होती है, पर चाहे आप गा न सकें, आसानी से बात तो कर ही सकते हैं।

कहां रोक लगानी है, यह बात भी उतने ही मायने रखती है। कुछ लोग वजन घटाने के लिए अति करने से भी बाज नहीं आते। जैसे नीरज (29) लगता था कि मेरे सिर पर कैलोरी घटाने का भूत सवार हो गया था। मैं कुछ मिनट का समय पाते ही ट्रेडमिल पर दौड़ने लगता। सपनों में भी खुद को दौड़ते

पाता, पर शायद इस अति के कारण ही मैं घुटनों को नुकसान पहुंचा बैठा। डॉक्टर ने मेरी आंखें खोल दीं।

अपने शरीर की पुकार सुनें। यदि वह रुकने को कह रहा है तो व्यायाम वहीं रोक दें। सांस न आना, दर्द, ऐंठन, सिर चकराना आदि लक्षण हों तो थोड़ा आराम लें व डॉक्टर की भी सलाह ले लें। यदि इन लक्षणों के साथ ही व्यायाम करते रहे तो अधिक नुकसान होने की संभावना है। यह न मानकर चलें कि इस तरह यह कैलोरी घटा रहा है, आपके शरीर को कष्ट हो रहा है। उसका पहले उपाय करें।

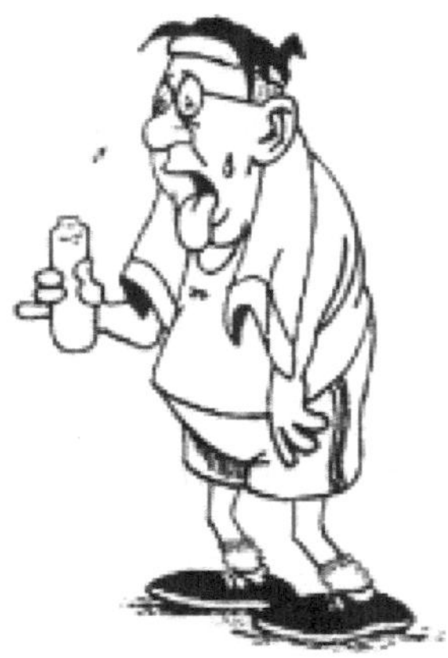

व्यायाम के साथ भी, किसी भी अच्छी चीज़ की अति ठीक नहीं!

क्या मैं आपकी मदद कर सकती हूं?

मैंने हाल ही में वजन घटाने के लिए व्यायाम करना आरंभ किया है लेकिन पहले कभी ऐसी सक्रिय जीवनशैली नहीं रही, इसलिए एक घंटा भी भारी हो जाता है। मुझे थकान होती है। ऐसे में क्या करना चाहिए?

मध्यम मार्ग अपनाएं। पहले तीस मिनट व्यायाम करें, जब स्टैमिना बढ़ने लगे तो उसे 1 घंटे तक ले जाएं। साठ मिनट के समय को बीस मिनट के तीन सत्रों में भी बदल सकती हैं। सप्ताह में 6–7 दिन तक अभ्यास जारी रखें, धीरे-धीरे आपकी क्षमता में वृद्धि होगी व वजन भी घटने लगेगा।

मैं सुबह जल्दी उठकर व्यायाम नहीं कर पाता। क्या इसे शाम को नहीं कर सकते?

व्यायाम का कोई तयशुदा समय नहीं होता। कुछ लोग इसे सुबह करना पसंद करते हैं तो कुछ अच्छे वर्कआउट के साथ दिन समाप्त करते हैं। चुनाव आपका है। बस इसे सोने के वक्त न करें, इससे आपकी नींद में बाधा आ सकती है।

व्यायाम के दौरान पानी पी सकते हैं। नहीं पी सकते। इस बारे में काफी भ्रम है।

आप पानी पी सकते हैं। गर्मियों में तो खासतौर से पीना चाहिए ताकि ऐंठन, सिर दर्द व पानी की कमी जैसे लक्षणों से बचाव हो सके। हर 10–15 मिनट बाद पानी पिएं ताकि पसीने के रूप में निकलने वाले तरल पदार्थों की पूर्ति हो सके।

मेरे टॉप मंत्र

- तकनीक पर ध्यान दें। व्यायाम के दौरान उचित पोस्चर के महत्त्व को न भूलें। झटके से हिलना या गलत तरीके से व्यायाम करना हानिकारक होगा।
- सही तरह से सांस लेने पर एकाग्र हों; जैसे जब वजन उठाने के लिए मांसपेशी तनाव बढ़ा रहे हों तो सांस छोड़ें व उसे मुक्त करते समय सांस लें।
- धीरे-धीरे एक्सरसाइज करें। ज्यादा तेजी दिखाने से नुकसान के सिवा कुछ हाथ नहीं आएगा।

अध्याय 32
सैर हो जाए
यह सरल व सुरक्षित होने के अलावा किफायती भी है

जानना बेहतर होगा : *आप कई तरह की सैर या चहलकदमी से मूड को खुशनुमा बना सकती हैं। बेहतर नतीजों के लिए कुछ सप्ताह के बाद नया तरीका अपनाएं।*

इसके लिए आपको बड़े-बड़े जिम नहीं चाहिए। उन भारी-भरकम निर्देशों की भी आवश्यकता नहीं, जो गले का फंदा बन जाते हैं। महंगे उपकरणों की तो कतई आवश्यकता नहीं है। बस सैर करने के लिए पहले वाले जूते और आप! वैसे इसके फायदे जान लेंगे तो सैर का मज़ा दुगना हो जाएगा : यह व्यायाम का सबसे कम प्रभाव वाला रूप है यानी जोड़ों पर कम-से-कम दबाव पड़ेगा; हड्डियां मजबूत होंगी; फेफड़ों व दिल की स्थिति में सुधार होगा। चूंकि इसमें पूरा शरीर व मांसपेशियां शामिल होती हैं इसलिए अतिरिक्त कैलोरी की खपत में भी सहायता मिलेगी। मैं मानती हूं, कि रूटीन में सब फीका लगने लगता है और अगर आप उन हालात में हैं, जहां प्रेरणा व नतीजों का भी कोई अता-पता नहीं मिलता, तब तो सैर करना और भी जरूरी हो जाता है (हार न मानें, उन कुछ आखिरी किलो से लड़ने के लिए सैर करने के रूप बदलें)।

आपको बेहतर नतीजे पाने के लिए मैराथन नहीं करना, पर निश्चित रूप से कोई दूसरा तरीका आज़मा सकते हैं। किसी खूबसूरत जगह पर टहलें कोई बाग, कोई फार्महाउस या फिर टहलपट्टी। सुप्रिया (28) को सैर रास नहीं आ रही। वही ट्रैक, वही लोग, वही गति.... कोई प्रेरणा भी नहीं है। तभी

उनके पति ने उपाय सुझाया कि क्यों न हर सप्ताहांत में शहर के बाहर जाया करें। "इन सड़कों पर प्रदूषण नहीं होता। भीड़ नहीं होती। ताजी हवा के साथ आसपास की प्रकृति को देखने में भी आनंद आता है। यह टहलने व स्वयं को तनावमुक्त करने का बेहतर तरीका है।" उन्होंने माना।

अगर किसी लॉन में घास दिखे तो जूते-चप्पल उतार दें। नंगे पांव चलें, प्रकृति को नजदीक से महसूस करें। इससे आंखें व शरीर रिलैक्स होगा। बेशक वजन घटाने के लिए थोड़ा ज्यादा व्यायाम चाहिए तो किसी पहाड़ी पर चढ़ें। तेज़ी से टहलें। मांसपेशियों की ताकत बढ़ेगी व कैलोरी घटने से हल्कापन महसूस होगा।

नोट : एक मील की नियमित चहलकदमी से 100 कैलोरी व्यय होती है। प्रतिदिन पांच मील चलें व सप्ताह में एक पौंड घटाने लायक कैलोरी व्यय हो जाएंगी।

तो आज कैसी सैर पर जाने का इरादा है?

मेरे टॉप मंत्र

- अक्सर ऊर्जा के घटते स्तर को बोर होना मान लिया जाता है। संतुलित आहार लें व ऊर्जा से भरपूर रहें।
- किसी दूसरे के साथ सैर पर जाएं। चलने के लिए प्रेरणा मिलेगी।
- थोड़ा संगीत भी सुनें। तब सैर करना व्यायाम करने जैसा नहीं लगेगा।
- सैर के बाद मांसपेशियों को खिंचाव देना न भूलें। यह शरीर को कूल-डाउन करने का अहम चरण है वरना मांसपेशियों में ऐंठन होगी।

अध्याय 33
योगासन करें स्वस्थ रहें
यह सरल व सुरक्षित होने के अलावा किफायती भी है

जानना बेहतर होगा : *वजन घटाने के लिए योग बहुत मायने रखता है क्योंकि यह आपके शरीर व मन; दोनों के लिए ही कार्य करता है।*

"मेरा दिमाग चकरा गया था। वजन के सिवा कोई बात ही नहीं सूझती थी। वे आखिरी किलो मेरे दिमाग पर सवार रहते। मैं हर ली गई कैलोरी व वर्कआउट के बाद हिसाब लगाती कि कितना वजन घटा होगा। कभी-कभी दिल करता था कि वहां से भाग जाऊं व सब भुला दूं।" यह श्रुति (35) का कहना है। हर डाइटर के जीवन में ऐसे क्षण आते हैं और अगर आप नियंत्रण खो देंगे तो पिछली सारी उपलब्धि पर पानी फिर जाएगा।

मानसिक संतुलन बनाए रखें ताकि वे कुछ किलो भी बीती बात बन जाएं। यहीं से योग का महत्त्व आरंभ होता है; जो न केवल शरीर अपितु मन के लिए भी व्यायाम है; यह इन दोनों को लोच, ताकत व स्थिरता देता है ताकि आप वजन घटाने से पैदा होने वाला दबाव झेल सकें। यदि अब तक नहीं आजमाया तो अवश्य आजमाएं। हो सकता है कि यह आपके लिए कारगर हो जाए। यहां आपकी संपूर्ण शुरुआत के लिए दस व्यायामों का सैट दिया जा रहा है।

1. त्रिकोणासन (ट्राइएंगल पोज)

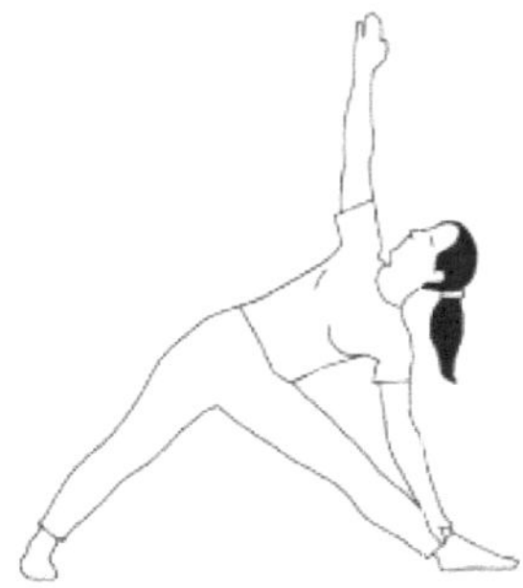

लाभ : यह पाचन तंत्र को नियमित करता है व लीवर जैसे आंतरिक अंगों की मालिश करता है।

अपने पांव चौड़े रखते हुए खड़े हों। हाथ कंधों के स्तर पर फैले हुए व फर्श के समानांतर हों। आगे की तरफ झुकें, अपना दायां हाथ बायें पांव की ओर लाएं। बायां हाथ ऊपर की ओर फैलाएं, अपना सिर मोड़ें व ऊपर की ओर देखें। फिर दूसरे पांव से दोहराएं।

2. ताड़ासन (पाम ट्री पोज़)

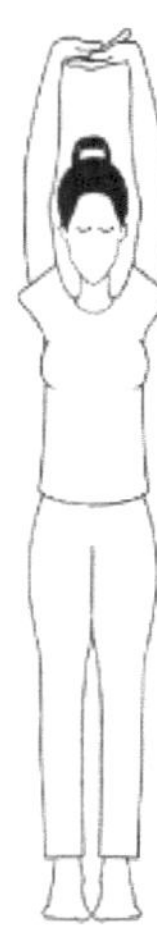

लाभ : यह पूरे शरीर में खिंचाव पैदा करता है व लोच में सुधार लाता है। सीधे खड़े हों। बांहें सिर के ऊपर फैलाएं व हाथ पकड़ लें। अपनी बाजुएं पूरी तरह से खिंचाव देते हुए तानें।

3. अर्धमत्स्येंद्रासन (बैठी मुद्रा में शरीर को आधा मोड़ना)

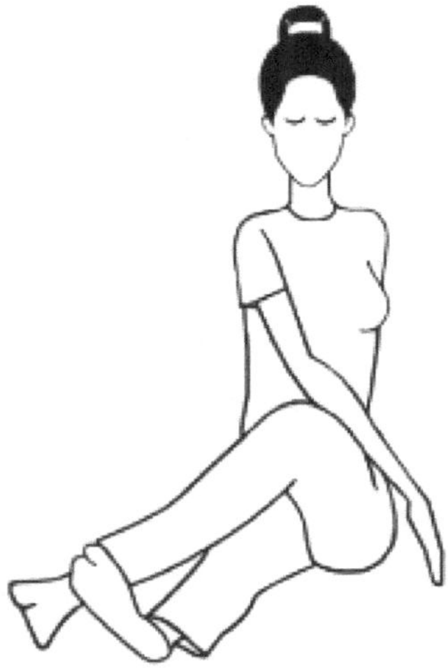

लाभ : यह मेरुदण्ड में खिंचाव लाता है, पाचन तंत्र को सुधारता है व कब्ज से आराम देता है।

अपने सामने टांगें फैलाकर बैठ जाएं। दायां घुटना मोड़ें और पांव अपने बायं घुटने पर रखें। अब बायां बाजू व कोहनी दायें घुटने पर फैलाएं व धड़ को दाईं तरफ मोड़ें ताकि आपका सिर पीछे की तरफ हो जाए। इसी तरह दूसरी तरफ से भी करें।

4. उष्ट्रासन (ऊंट जैसी मुद्रा)

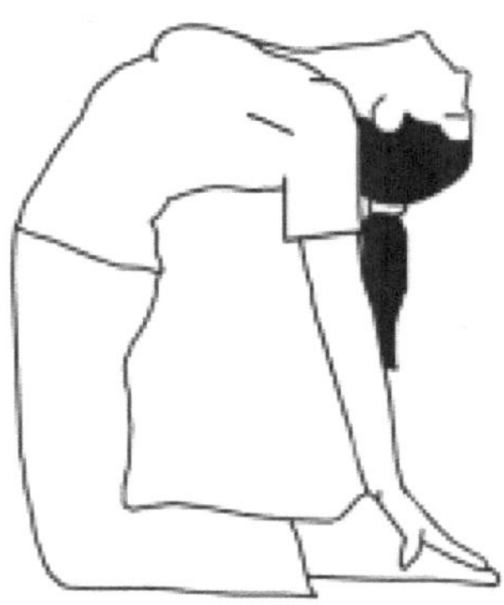

लाभ : इससे पोस्चर में सुधार होगा; थायराइड ग्रंथि व प्रजनन अंगों की कार्यक्षमता भी बढ़ेगी।

घुटनों के बल बैठें व हाथों को नितंबों पर रखें। धीरे-धीरे पीछे की तरफ मुड़ें व हथेलियों से रखने-पकड़ने का प्रयत्न करें।

5. पश्चिमोत्तनासन (आगे की ओर मुड़ना)

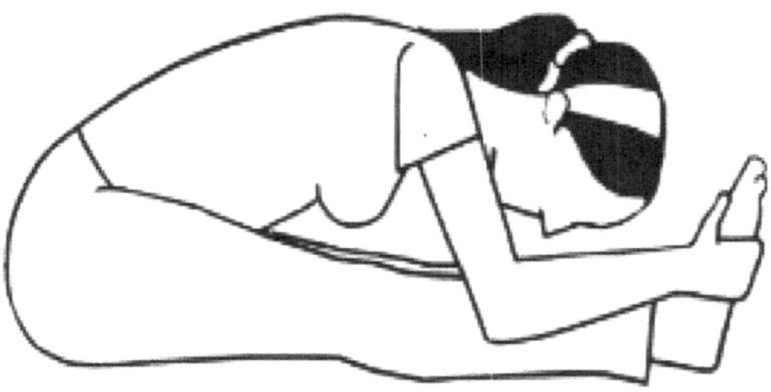

लाभ : यह पीठ के निचले हिस्से को आराम देता है। पाचन तंत्र व उदरीय अंगों की कार्यक्षमता में सुधार लाता है।

बैठ जाएं व टांगें अपने सामने फैला लें। अपनी बाजुएं ऊपर उठाएं, नितंबों से झुकें व आगे की तरफ जाते हुए पंजे पकड़ने की कोशिश करें।

6. जठर परिवर्तनासन (पेट को मोड़ने की मुद्रा)

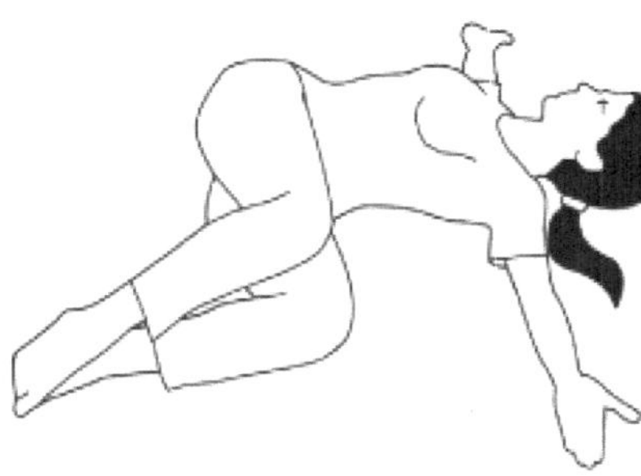

लाभ : इससे मेरुदण्ड की लोच बढ़ती है व पेट के अंगों की मालिश हो जाती है।

पीठ के बल लेटें व बाजुएं कंधों के समानांतर हों। टांगें उठा कर

90^0 का कोण बनाएं; फिर उन्हें दाईं तरफ मोड़ें व सिर को दूसरी दिशा में कर लें। फिर दूसरी तरफ से दोहराएं।

7. अधोमुखश्वानासन (नीचे की ओर मुख के साथ श्वान मुद्रा)

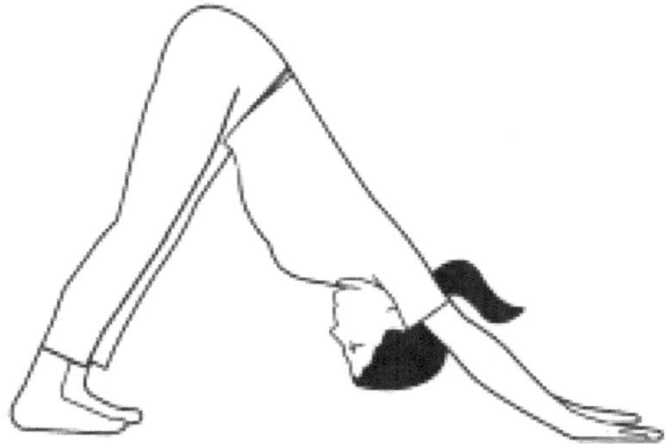

लाभ : यह आसन आपकी पीठ, गर्दन, कंधों व टांगों के लिए उपयोगी है। रक्तसंचार तंत्र में सुधार लाते हुए, ऊर्जा के स्तर को बनाए रखता है।

चौपाए की मुद्रा में आएं; फिर नितंब उठाएं ताकि शरीर तिकोन मुद्रा में आ जाए। गर्दन को आराम देते हुए पीठ को लंबाई में तानें।

8. शलभासन (लॉकस्ट मुद्रा)

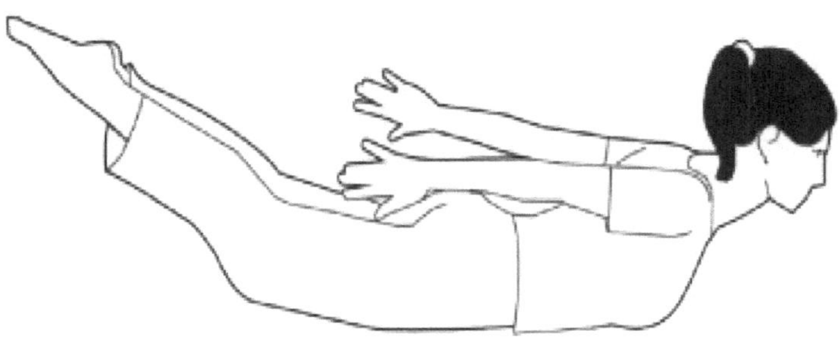

लाभ : इस आसन से लीवर, पैंक्रियाज व किडनी उत्तेजित होते हैं। पेट के बल लेट जाएं; बाजुओं को दोनों तरफ रहने दें। अब सिर, छाती, टांगों व बाजुओं को फर्श से ऊपर उठा लें।

9. बालासन (बाल मुद्रा)

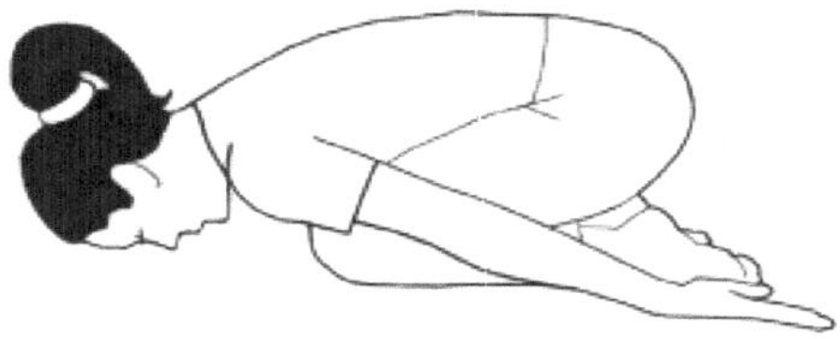

लाभ : यह पीठ के निचले हिस्से को आराम देता है। थकान मिटाता है व चेहरे की त्वचा को पोषण प्रदान करता है।

एड़ियों के बल बैठें। धीरे से आगे की ओर झुकें व माथा फर्श पर टेक दें। हाथों को शरीर से पीछे की तरफ रहने दें। मांसपेशियां ढीली छोड़ दें।

10. शवासन (शव मुद्रा)

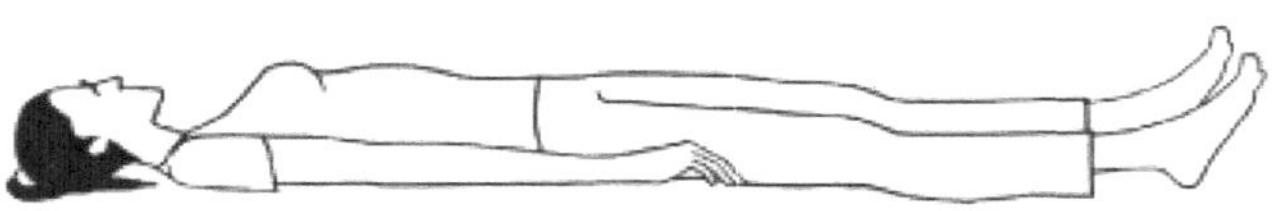

लाभ : यह शरीर व मन का कायाकल्प करते हुए, परम शांति का अनुभव देता है।

पीठ के बल शांत लेटें; बाजू शरीर से परे हों व पांव थोड़े से खुले हों। आंखें बंद करें व शरीर की शिथिलता को महसूस करें।

मेरे टॉप मंत्र

- प्रतिदिन योगाभ्यास करें; यदि प्रतिदिन संभव न हो तो सप्ताह में दो-तीन दिन करें।
- कोई शांत व हवादार स्थान चुनें।
- ज्यादा सामान नहीं चाहिए। योगा मैट, कंबल, कालीन या आसन काफी हैं।
- यह सब सादा व आरामदेह होना चाहिए।
- प्रत्येक आसन 10-60 सैकेंड तक बनाए रखें।

अध्याय 34

स्ट्रैंथ ट्रेनिंग का कमाल

अपने शरीर को एक अच्छी टोन दें

जानना बेहतर होगा : *स्ट्रैंथ ट्रेनिंग आपके विश्राम के दौरान भी कैलोरी घटाने में सहायक होती है।*

अगर आप कर पाते तो शायद मनचाहा वजन पाने के लिए सारा दिन व्यायाम ही करते रहते, पर खुशकिस्मती से यह सब करने की कोई आवश्यकता नहीं है। क्या आप 'बैसल मेटाबॉलिक रेट' नामक जादुई शब्दों के बारे में सुना है? यदि सही तरीके से व्यायाम करेंगे तो बी.एम.आर. बढ़ेगा व विश्राम के दौरान भी कैलोरी व्यय होगी। इसके लिए आपको एरोबिक व स्ट्रैंथ ट्रेनिंग व्यायाम का मेल चाहिए ताकि मेटाबॉलिज्म में वृद्धि हो सके। यह मांसपेशी बनाने में सहायक है और अधिक मसल पावर का मतलब होगा, अधिक कैलोरी व्यय। और भी फ़ायदे होंगे : आपका शरीर पहले से फिट व टोंड होगा। पोस्चर में सुधार होगा, आप तन कर सीधा खड़ा होना सीखेंगे। हड्डियों में मजबूती आएगी क्योंकि स्ट्रैंथ ट्रेनिंग की मदद से 'ऑस्टियोपोरोसिस' को भी काफी हद तक रोका जा सकता है (इस अवस्था में हड्डियां कमजोर व भंगुर होती हैं) तो आप किसके इंतजार में हैं?

रूटीन

वार्म-अप : पांच मिनट के वार्म-अप से शुरुआत करें; जिसमें चहलकदमी या एक ही स्थान पर मार्च शामिल हो।

फ्रीक्वेंसी (कितनी बार करें)

सप्ताह में 2–3 दिन करें, एक–एक दिन छोड़ते जाएं। हर सैट को सोलह बार करें व कुल एक से तीन सैट के बीच करें।

पेट व पीठ के लिए

1. वेस्ट बैंड्स

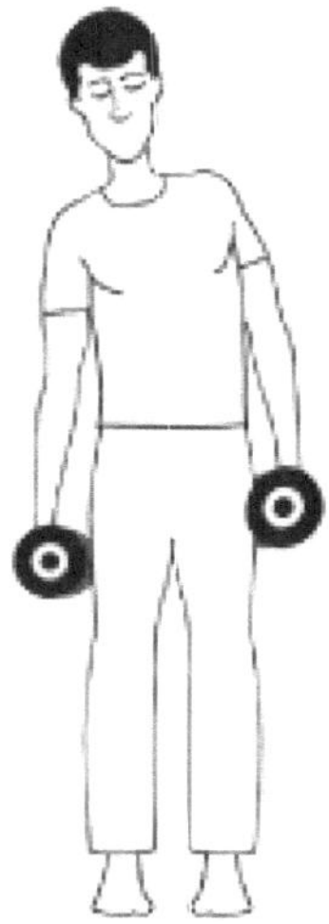

दोनों हाथ में डंबल्स लेकर सीधे खड़े हों। कमर को हल्का–सा मोड़ते हुए दाईं तरफ झुकें। फिर से पहले वाली मुद्रा में आएं। अब दूसरी तरफ से दोहराएं।

2. एण्डौमीनल क्रंच

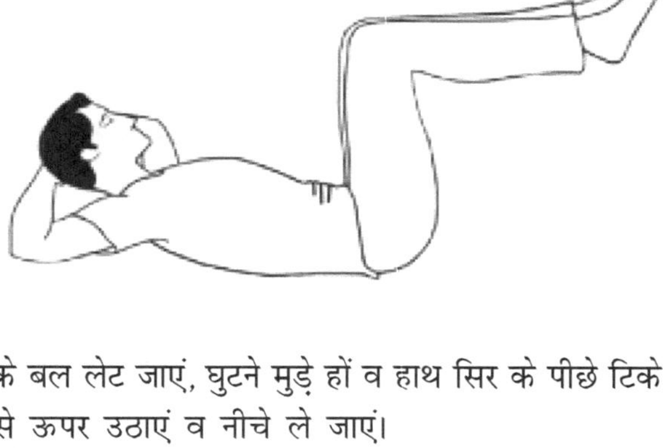

पीठ के बल लेट जाएं, घुटने मुड़े हों व हाथ सिर के पीछे टिके हों। कंधों को फर्श से ऊपर उठाएं व नीचे ले जाएं।

3. रिवर्स कर्ल

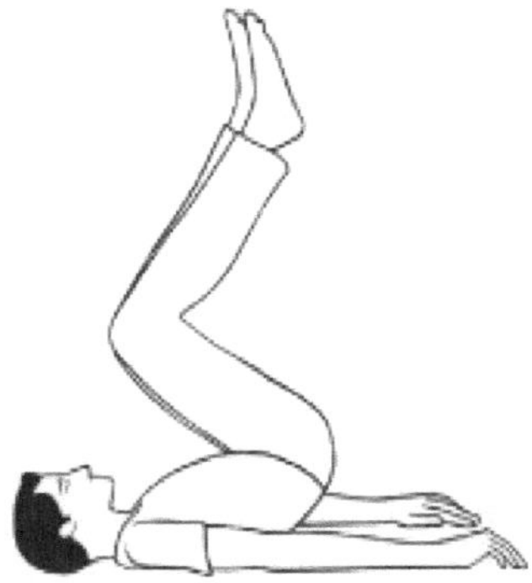

पीठ के बल लेटें; ऊंचा उठें व घुटनों को 90^0 के कोण पर लाएं। अपने एब्स को टाइट करें व नितंब तथा घुटनों को छाती के पास लाएं। धीरे-धीरे पहले वाली मुद्रा में आएं।

4. बैक एक्सटेंशन

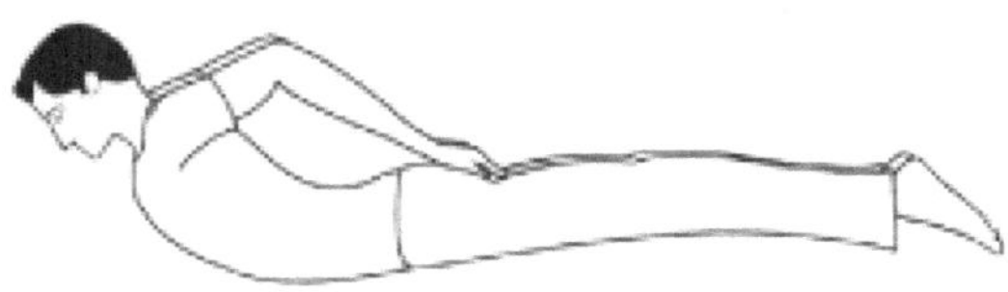

पेट के बल लेटें, दोनों हाथ पीठ के निचले हिस्से पर रखें। शरीर के ऊपरी हिस्से को फर्श से ऊपर उठाएं, आंखों से फर्श पर देखें व चिबुक को आरामदायक मुद्रा में रखें। धीरे-धीरे पहले वाली मुद्रा में लौट आएं।

कंधों व बाजुओं के लिए

1. बाइसैप कर्ल

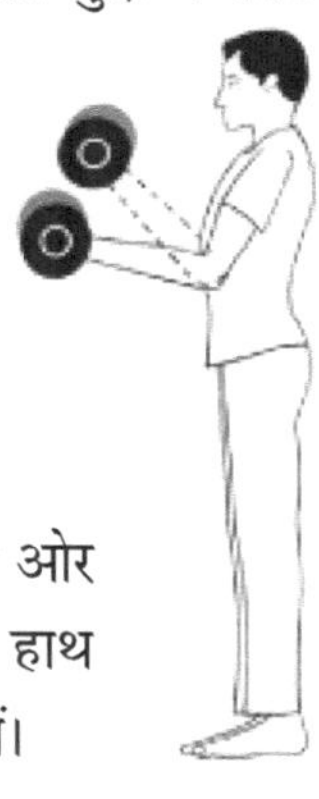

दोनों हाथों में वजन लें, हथेलियां बाहर की ओर हों। कोहनियां मोड़ें, बाइसैप में तनाव देते हुए हाथ ऊपर की तरफ उठाएं और फिर नीचे कर लें।

2. ट्राइसैप एक्सटेंशन

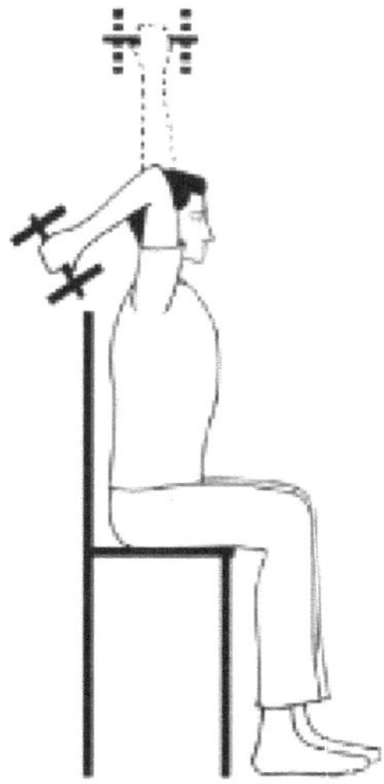

दोनों हाथों में एक ही भार पकड़ें। बाजू फैलाएं व कोहनियां मोड़ें। अब धीरे से वेट को सिर के पीछे ले जाएं। फिर बाजुएं पहले वाली स्थिति में वापिस लाएं।

3. लेट्रल शोल्डर रेज़

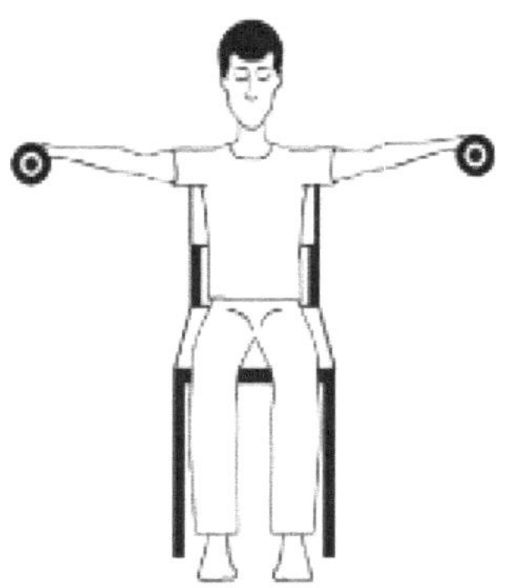

दोनों हाथों में भार लें। कोहनियां हल्की-सी मोड़ें व हथेलियां एक-दूसरे की ओर हों; अब दोनों तरफ से हाथ ऊंचे करें पर कंधों के स्तर से ऊंचे न हों। फिर नीचे करते हुए पहले वाली मुद्रा में आएं।

छाती व पीठ के लिए

1. चेस्ट फ्लाई :

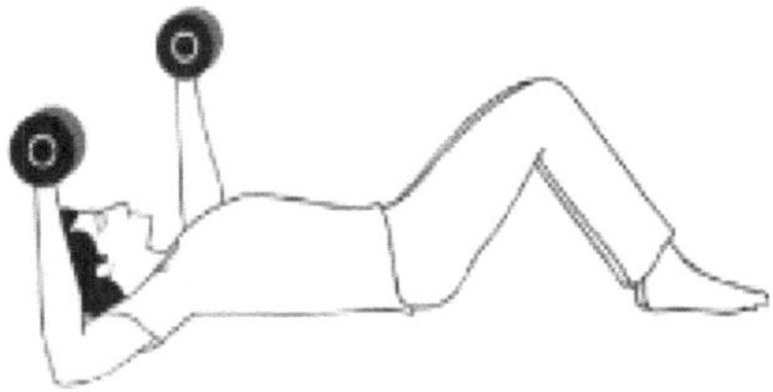

चटाई पर लेटें व घुटने मोड़ लें। हाथों में वेट उठाकर, बांहें छाती के ऊपर फैलाएं, कोहनियां हल्की मुड़ी हों। बांहें किनारों की ओर खोलें ताकि कोहनियां कंधों की सीध में आ जाएं, फिर चेस्ट के पास लौट आएं।

2. वाल पुशअप्स

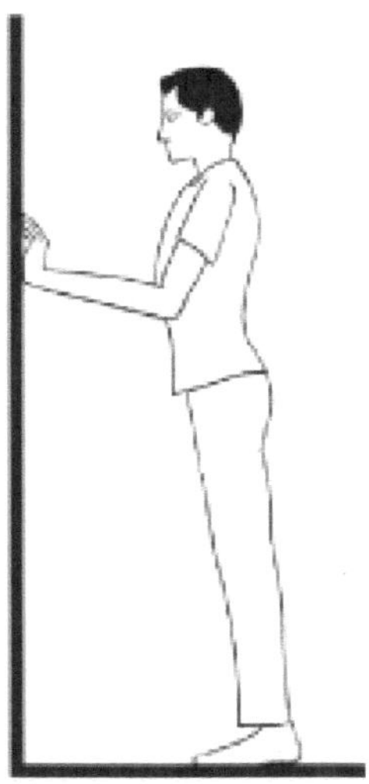

कंधों से थोड़ी-सी अधिक चौड़ाई पर, दीवार पर हथेलियां रखें। पीठ सीधा रहे। अब कोहनियों से मुड़ें व छाती को दीवार के पास लाएं। फिर पहले वाली मुद्रा में आ जाएं।

थोड़े बदलाव के साथ फ्लोर पुशअप्स

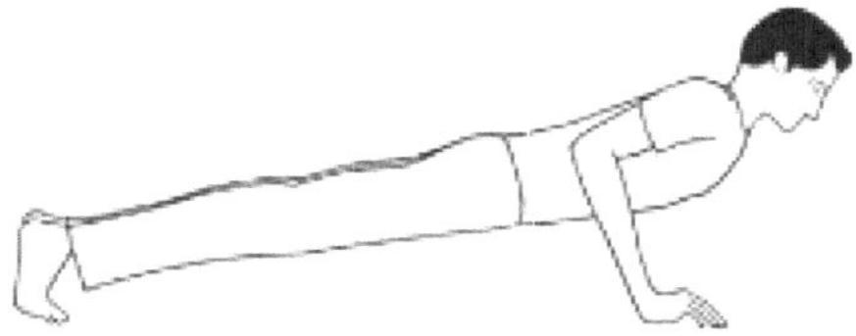

पुशअप्स पोजीशन में आएं। बाजुएं कंधों की चौड़ाई से थोड़ी ज्यादा खुली हों। पीठ, नितंब व टांगें एक सीध में रहें। कोहनियां मोड़ें व छाती को नीचे फर्श तक लाएं। फिर ऊपर ले जाएं।

3. बैंट-ओवर रो

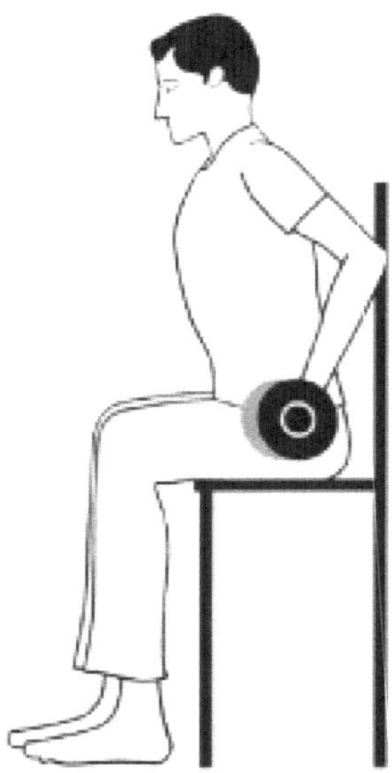

सीधे खड़े हों या बैठें। नितंबों से थोड़ा-सा आगे झुकें। पीठ, गर्दन व सिर सीधा रखें। हथेलियों में वजन रखते हुए, हाथों को धीरे से, घुटनों से नितंबों के स्तर तक लाएं; पीठ के ऊपरी हिस्से को सिकोड़ने पर केंद्रित रहें।

नितंबों व जांघों के लिए

1. स्क्वैट्स

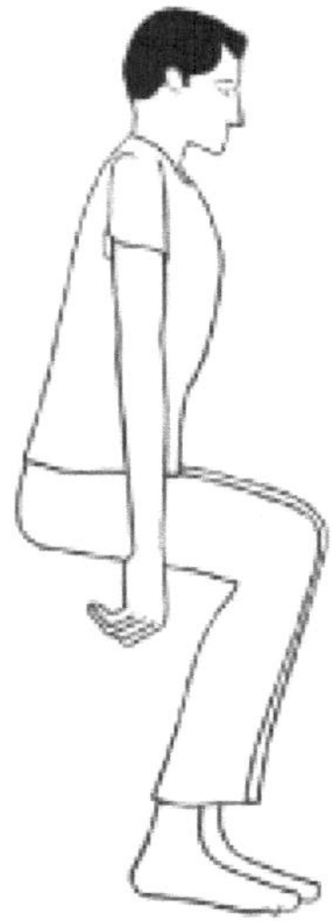

पैरों को, नितंबों की चौड़ाई जितना दूर रखें। घुटने 90^0 के कोण पर मोड़ें व खुद को झुका कर उकड़ूं मुद्रा में लाएं। पीठ को न्यूट्रल मुद्रा में रखें। झुकते समय घुटने पंजों से आगे न आएं। फिर पहली मुद्रा में लौट आएं।

2. लाईंग साइड रेज़

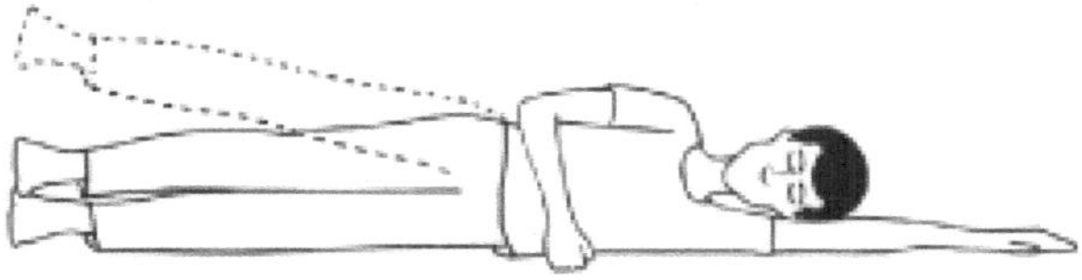

एक तरफ करवट लेकर सीधा लेटें। धीरे से टांग उठाते हुए नितंब से हल्का ऊपर ले जाएं, फिर नीचे ले आएं। फिर करवट बदल कर दूसरी टांग से दोहराएं।

3. इनर थाई वी

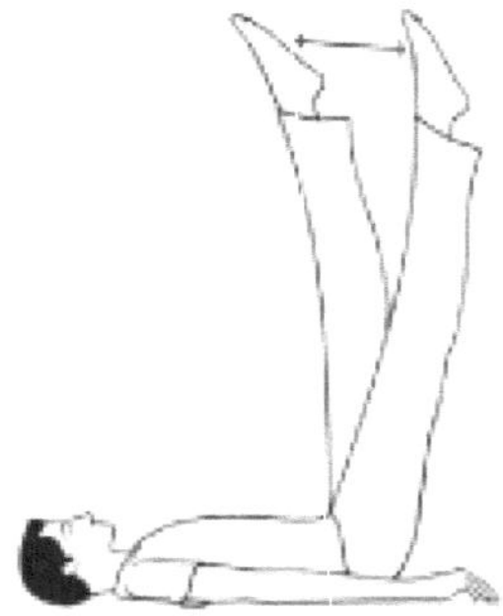

पीठ के बल लेटें। घुटने मोड़ें व पैर कंधों की चौड़ाई जितने खुले हों। टांगें ऊपर करें; उन्हें बाहर की तरफ खोलें, फिर उन्हें धीरे व नियंत्रित रूप से वापिस लाएं।

4. बट ब्रिज

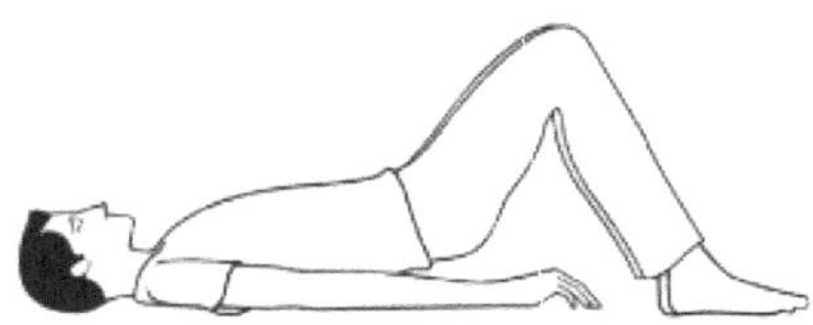

पीठ के बल लेटें। पैर कंधों के चौड़ाई जितने खुले हों। नितंबों को हल्का सिकोड़ते हुए, फर्श से थोड़ा ऊपर उठाएं। फिर धीरे से नीचे ले आएं।

मेरे टॉप मंत्र

- भोजन व व्यायाम के बीच 90 मिनट का अंतर रखें।
- हमेशा वार्म-अप से ही आरंभ करें। इससे शरीर कसरत के लिए तैयार हो जाता है।
- व्यायाम के पहले व बाद में ढेर-सा पानी पिएं; व्यायाम के दौरान चुस्की लेते हुए पानी पिएं।
- आरामदायक जूते व वस्त्र पहनें; व्यायाम करने में आसानी होगी।

अध्याय 35

सावधान : आगे पठार है

यह आपका वजन दिखाने वाली मशीन का कांटा भी हो सकता है

जानना बेहतर होगा : *अटक गए हैं? इस पठार को पार करने के अनेक उपाय हो सकते हैं।*

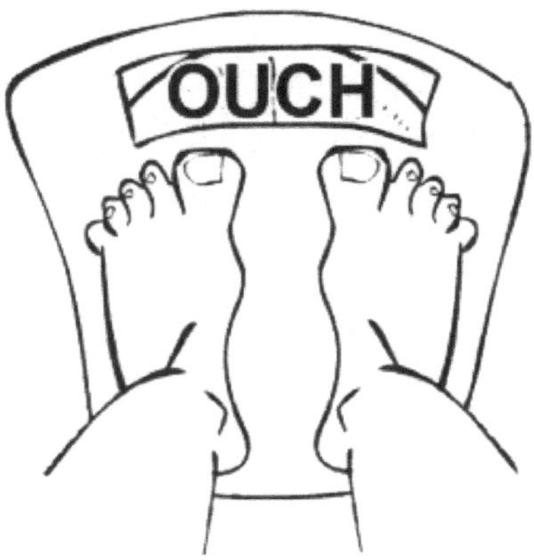

वजन घटाना काफी हद तक ज़ोरविंग की तरह होता है। इस रोमांचक खेल में आपको एक विशाल गेंद में बंद करके पहाड़ी से लुढ़काया जाता है। बॉल पहले तो बड़ी तेजी से, ढलान से उतरती है पर फिर धीरे हो जाती है और पठार से टकराकर थम जाती है। घंटी बजी? मिशन वेट लॉस के शुरुआती दिनों में आपका भी यह हाल था "हे, एक किलो वजन घट गया।" फिर "वाह!

थोड़ा और वजन घट गया।" फिर जैसे-जैसे वजन बताने वाली सुई का कांटा अटकने लगा। आपके शब्द भी गले में अटकने लगे। आप मन-ही-मन सोचते हैं "इन आखिरी किलो में ऐसा क्या है, जो घटने का नाम ही नहीं लेता।" यही तो वह पठार है!

पहले तो वजन घटाने की बॉल सही तरह से काम करती रही, पर आप पठार को नहीं पहचान सके, इसलिए यह वहीं अटक गई।

जैसे आपमें बदलाव आता है, उसी तरह आपको अपनी डाइट व फिटनेस प्लान में भी बदलाव लाना चाहिए। याद रखें कि शुरुआत में आपका वजन कितना अधिक था। दिन बीतते गए व शरीर आपके प्लान का आदी होता गया। अब इसे उन कुछ आखिरी किलो को घटाने के लिए एक नया प्लान चाहिए, जो शरीर के लिए भी थोड़ा चुनौतीपूर्ण हो।

यहां आपको कुछ उपाय दिए जा रहे हैं। थोड़े और गहन व्यायाम करें। महेंद्र (42) वजन घटाने के लिए पिछले एक साल से जिम जा रहे हैं। पहले-पहल तो वर्कआउट से काफी फायदा हुआ, दोस्तों ने भी बदले हुए लुक्स की तारीफ की, पर अचानक घटते वजन को किसी की नज़र लग गई। जैसे कोई कार किसी गड्ढे में फंस जाए। जब व्यायाम से मिलने वाला लाभ बंद हो गया तो उसमें कोई मज़ा भी न रहा। मैंने ध्यान से देखा तो पाया कि वे पिछले पूरे एक साल से, एक ही तरह का व्यायाम करते आ रहे थे। उन्हें व्यायाम की अवधि व गहनता बढ़ाने को कहा। ट्रेडमिल पर अधिक समय बिताने व अधिक भारी वेट उठाने को कहा। शरीर को जैसे ही उसके आरामदेह दायरे से निकाला गया तो वेट लॉस मिशन में नई जान आ गई। मैं सलाह देना चाहूंगी कि हर छः सप्ताह में अपने व्यायाम की चर्चा में बदलाव लाएं। ट्रेडमिल से ब्रेक लें, तैरें या कुछ खेलें या किक बॉक्सिंग आजमाएं। यह नई उत्तेजना आपको पठार से आगे ले जाने में सहायक हो सकती है।

मसल अप

कार्डियो से भी वजन घटाने में मदद मिल सकती है, लेकिन आखिरकार आप एक दिन में कितनी भाग, दौड़ या जॉग.... कर सकते हैं। अधिक कैलोरी घटाना चाहते हैं तो इसके साथ थोड़ी रेजिस्टेंस या वेट ट्रेनिंग भी करें। दीपक (30) ने इसे आजमाया व लाभ पाया इससे न केवल मेरा मसल मास बढ़ा बल्कि मेटाबॉलिक रेट बढ़ने से कैलोरी की खपत में भी सहायता मिली। मानो

केक आपके पास है और आप खा भी रहे हैं। वह मुस्करा कर कहता है।

साथ सही रहेगा

किसी निजी ट्रेनर को चुनें, व्यायाम कक्षा में जाएं। दूसरों से बेहतर करने की ललक काम आएगी। माया (28) कहती हैं "दूसरों से ज्यादा व बेहतर कर दिखाने की चाह मेरे लिए फायदेमंद रही।" क्लास में बहुत कुछ नया व चुनौतीपूर्ण भी करने को मिलेगा। किसी दोस्त को शामिल करें। जब दोनों एक साथ चलते हुए एक-दूसरे से आगे निकलने की होड़ करेंगे तो बेशक इस खेल में दोनों की ही जीत होगी।

मेरे टॉप मंत्र

बोरियत आपकी दुश्मन है। इससे बचने के लिए कोई नया खेल चुनें। किसी डांस क्लास में नाम लिखाएं। इस बदलाव से मन व शरीर दोनों को लाभ होगा।

- अकेले व्यायाम करने की बजाए कोई साथी चुनें। फिटनेस ग्रुप के साथ रहेंगे तो फिटनेस प्लान के हिसाब से भी चल पाएंगे।
- इनडोर खेल पसंद हैं तो बहानेबाजी न करें। जिम भी इनडोर होते हैं; व्यायाम की पूर्ति के लिए ट्रेडमिल, क्रास ट्रेनर, साइकिल या स्ट्रैंथ व्यायाम करें। अगर घर से भी नहीं निकलना चाहते तो किसी लोकल लाइब्रेरी से फिटनेस डी.बी.डी. ले आएं व निर्देशों का पालन करें।
- मौसम के हिसाब से चलें। गर्मी में एरोबिक वर्कआउट सजा लगता है तो ताजगी पाने के लिए पूल में जाएं। सर्दी में बाहर न जाना चाहें तो जिम ठीक रहेगा। बस इसके अनुसार कपड़े पहनिए व चलने के लिए तैयार हो जाइए।

अध्याय 36

डोंट एक्सक्यूज़ मी, प्लीज

अधिक वजन घटाना है तो कसरत करें

जानना बेहतर होगा : *केवल डाइटिंग से ही चर्बी की परतें नहीं जाएंगी, आपको नियमित व्यायाम भी करना होगा।*

"कम खाने को कहेंगी तो कम खा लूंगा। मिठाई छोड़ने को कहेंगी तो पसंद होने के बावजूद छोड़ दूंगा, पर अगर आप मुझे व्यायाम के लिए कहेंगी तो यह मेरे बस की बात नहीं है। मैं उठकर जिम जाने वालों में से नहीं हूं।" समीर (36) से मेरा पहला परिचय यही था। उसने वजन घटाने पर जोर दिया, लेकिन वह सिर्फ डाइटिंग चाहता था। मुझे अपने कैरियर में उससे पहले भी ऐसे कई लोग मिले हैं जो नियमित व्यायाम की अहमियत नहीं पहचानते। उन्हें लगता है कि वजन घटाने के लिए डाइटिंग या व्यायाम में से एक ही चीज़ काफी है। वे समझ नहीं पाते कि इन दोनों के मेल से ही प्रभावी तरीके से वजन घटाया जा सकता है। यदि आप भी व्यायाम को अनदेखा कर रहे हैं तो जान लें कि वे कुछ आखिरी किलो तब तक नहीं घटने वाले जब तक आप उन्हें व्यायाम से नहीं खदेड़ते यानी एक्सरसाइज तो करनी ही होगी।

"परंतु व्यायाम के लिए समय ही कहां है?"

मानसी (45): "मैं दिन में 12-14 घंटे काम में व्यस्त रहती हूं। इतना थक जाती हूं कि एक घंटा व्यायाम करने की हिम्मत नहीं बचती। अगर आपको एक घंटा सुनने में भारी लगता है तो दिन में तीन बार 20-20 मिनट का व्यायाम कैसा रहेगा? इस तरह एक साथ 60 मिनट भी नहीं निकालने पड़ेंगे और थकान भी नहीं होगी।

कई लोगों को बच्चों के कारण जिम जाने में असुविधा होती है। ज्योति (35) कहती है "मैं जिम तो चली जाती पर मेरे जाने के बाद बच्चों को कौन संभालेगा?"

बच्चों को अपने वर्कआउट का तरीका बना लें। जिम जाने की क्या आवश्यकता है। उसके साथ भागें, खेलें व कुश्ती लड़ें। यही मज़ा आपका व्यायाम बन जाएगा।

कई मामलों में प्रेरणा की कमी होती है। "मेरे पति घर से बाहर ही रहते हैं। घर में होने पर भी कसरत करना पसंद नहीं करते। मेरा बेटा भी नहीं करता। सहेलियों को भी जिम की बजाए शॉपिंग जाना अच्छा लगता है। मैं भी इसी परिवार में रहती हूं। जब मेरे आसपास कोई व्यायाम नहीं करता तो मैं क्यों करूं?" नीति (43) हैरानी से कहती है। मेरी सलाह है कि आप पहल करें, बाकी लोग पीछे चलेंगे। जब वे आपको व्यायाम के बाद छरहरी देह, चमकती त्वचा व बालों के साथ देखेंगे तो उन्हें भी इसे करने की प्रेरणा मिलेगी।

"क्या सिर्फ दो किलो वजन घटाने के लिए भी एक्सरसाइज करनी होगी?" जिगीशा जानना चाहती है। जी हां, इस तरह आपकी सेहत भी सुधरेगी। रक्त संचार बढ़ेगा, कॉलेस्ट्रॉल का स्तर घटेगा व दिल के रोगों का खतरा भी कम हो जाएगा।

पर अमित (33) कहते हैं "मेरे दोस्त को वेट उठाते समय पसली में चोट आ गई थी। कैसे जानूं कि मेरे साथ ऐसा नहीं होगा, क्योंकि मैं एथलीट टाइप के लोगों में से नहीं हूं।" बेशक कुछ व्यायामों में सावधानी व निरीक्षण चाहिए, पर आप सैर करने के आसान, सुरक्षित व प्रभावी व्यायाम से शुरुआत कर सकते हैं।

मेरे टॉप मंत्र

- लिफ्ट की बजाय घर व कार्यालय में सीढ़ियों का प्रयोग करें।
- चलते-फिरते रहें। लगातार बैठे रहने से हाथों-पैरों में जकड़न आती है। चलने-फिरने से रक्त संचार बना रहता है।
- आप किसी खूबसूतरत युवक/युवती को देखते ही जैसे तन कर संभलकर तन जाते हैं। वैसे ही हमेशा करें। मांसपेशियां मजबूत होंगी व पोस्चर में भी सुधार होगा।
- सुबह जल्दी उठकर सैर पर जाएं। सुबह की धूप से मिलने वाले विटामिन डी से हड्डियां मजबूत होंगी।
- थोड़ा संगीत चलाएं व घर का कामकाज करें।

अध्याय 37
स्पॉट ऑन

स्पॉट रिडक्शन के पीछे छिपा सच

जानना बेहतर होगा : स्पॉट रिडक्शन एक मिथक है। अगर आप वजन घटाने के साथ-साथ थुलथुली बाजुओं, भारी जांघों व लटकते पेट की समस्या को भी हल करना चाहती हैं तो आपको पूरे शरीर का वर्कआउट करते हुए, कैलोरी घटाने पर फोकस करना पड़ सकता है।

हम सबके मन में कोई-न-कोई दबी-छिपी इच्छा होती है। "काश, मेरे नितंब थोड़े छोटे होते।" राधा (25) कहती है, वे छोटे साइज के लिए कुछ भी करने को तैयार है। "ऐसा लगता है, मानो मैं जो भी खाती हूं, वह बैंक की तरह वहीं जाकर जमा हो जाता है। काश इसे घटाने का कोई उपाय होता।" राघव (30) को यह चिंता है कि वे दो लोगों जैसे दिखते हैं। एक तो पतला है- वह मेरी बाजुएं, टांगें, गर्दन व चेहरा है। दूसरा फूला हुआ है- जो कि मेरी तोंद है। ये दोनों ही मुझसे परे जाकर कैसे जी सकते हैं? एक दिन उसने मन ही मन तय कर लिया कि वह इस स्थिति से छुटकारा पाएगा। जब मैं एक गर्भवती औरत की तरह दिखने लगा तो प्रतिदिन 200 क्रंचिस करने लगा। जल्दी ही नतीजा भी सामने आ गया। ओवरस्ट्रेनिंग से पीठ दुखने लगी। क्या गलत हो गया था?

यही है स्पॉट रिडक्शन। यह दो वजह से काम नहीं करता। आपका शरीर कैसे वजन लेगा व घटाएगा, यह आपकी जींस पर निर्भर करता है यानी शरीर का वजन आपकी मर्जी से नहीं बल्कि जेनेटिकली रूप से तय गति के हिसाब से घटेगा। जैसे हो सकता है कि शरीर के किसी एक हिस्से की चर्बी दूसरे हिस्से के मुकाबले जल्दी घटने लगे। यदि ये वसा की परतें जीवनशैली की देन हैं तो अपनी जीवनशैली में बदलाव लाएं। डाइट व एक्सरसाइज को एक साथ अपनाएं, तभी कोई नतीजे सामने आ पाएंगे।

यदि आप भी राघव जैसी समस्या से जूझ रहे हैं तो व्यायाम में 'एबक्रंच' शामिल करें, साथ ही मांसपेशियों को चुनौती देने वाले दूसरे व्यायाम भी करें। यदि सब व्यायाम करें तो पीठ की मांसपेशियों की ट्रेनिंग पर भी फोकस करना होगा। इससे शरीर का मांसपेशीय संतुलन बनेगा। आप बिना किसी हानि के बेहतर नतीजे पा सकेंगे।

इसे व्यय करें	
चहलकदमी	300 कैलोरी प्रति घंटा
पहाड़ों पर चलना	400 कैलोरी प्रति घंटा
तैराकी	450 कैलोरी प्रति घंटा
साइकिलिंग	350 कैलोरी प्रति घंटा
टेनिस, स्क्वेंश, बैडमिंटन	400 कैलोरी प्रति घंटा
दौड़ना	400 कैलोरी प्रति घंटा

क्या मैं आपकी मदद कर सकती हूं?

मैने सेब व नाशपाती आकार के बारे में सुना है, वह क्या है?

वे आपके शरीर के उस हिस्से के बारे में हैं, जहां वसा का जमाव होता है। अगर आपके पेट पर वसा है तो आप सेब आकार में हैं। अगर निचला हिस्सा भारी है तो आप नाशपाती आकार में है। वसा के अभाव का यह ढांचा ही आपको कुछ रोगों के लिए प्रस्तुत कर सकता है। सेबनुमा आकार (पेट पर अधिक वसा) दिल से जुड़े रोगों से संबंध रखता है। नाशपातीनुमा आकार (नितंबों व जांघों पर वसा) कम खतरनाक होता है। प्राय: पुरुष सेबनुमा व स्त्रियां नाशपातीनुमा आकार में होती हैं।

मेरे टॉप मंत्र

- एक सुरक्षित एक्सरसाइज प्लान लें।
- स्ट्रैंथ ट्रेनिंग वर्कआउट के बीच 48 घंटे का अंतर रखें ताकि मसल पर अधिक दबाव न पड़े।
- वसा का जमाव घटाना है तो वसा ग्रहण की मात्रा भी घटाएं।
- कैलोरी की खपत के लिए वे व्यायाम करें, जिनमें कैलोरी व्यय होती है; जैसे : टहलना, तैराकी व साइकिलिंग आदि।

चौथा भाग

माइंड पावर

जब मन पर नियंत्रण होता है तो शरीर भी उसी के अनुसार चलता है।

अध्याय 38

मन को बनाएं ताकतवर

माइंड पावर को निखारें

जानना बेहतर होगा : यदि एक बार आपने अपना मन बना लिया तो कोई भी आपको लक्ष्य तक जाने से नहीं रोक सकता।

मन की भी अपनी ताकत होती है। अगर इसने जंक फूड न खाने का फैसला कर ही लिया है तो यह सामने पड़े समोसे को देख कभी नहीं ललचाएगा, भले ही उसकी खुशबू और स्वाद लाजवाब क्यों न हों। अगर इसने चहलकदमी का मन बना लिया है तो लाख आलस महसूस हो, यह आपको जूते पहनाकर, सैर के लिए ले जाकर ही मानेगा। यह ठान लें तो कोई भी पर्वत ऊंचा नहीं रहता और न ही वजन घटाने का कोई भी लक्ष्य मुश्किल जान पड़ता है। पिछले बीस साल से, मैं ऐसे लोगों से अपनी फिटनेस कक्षाओं व अस्पताल (लेखिका बांबे अस्पताल में क्लीनिकल वेलनेस विशेषज्ञा हैं) में मिलती आ रही हूं; जो वजन घटाने की समस्या से निरंतर जूझ रहे हैं। मुझे उन्हें नज़दीक से निरीक्षण व अध्ययन करने का अवसर मिला व मैंने जाना कि मन की शक्ति कितनी मायने रखती है। मैंने अपने अनुभव के आधार पर चार मंत्र तैयार किए हैं; जो आपके लिए सहायक हो सकते हैं।

वजन घटाना चाहता/चाहती हूं।

अगर आप किसी चीज़ को दिल से नहीं चाहते तो उसे पाने के लिए कभी पूरा प्रयास नहीं कर पाएंगे। जरा याद करें कि बचपन में आप किस तरह कुछ भी करके, माता-पिता से मनचाहा खिलौना पा ही लेते थे। फिर भले ही

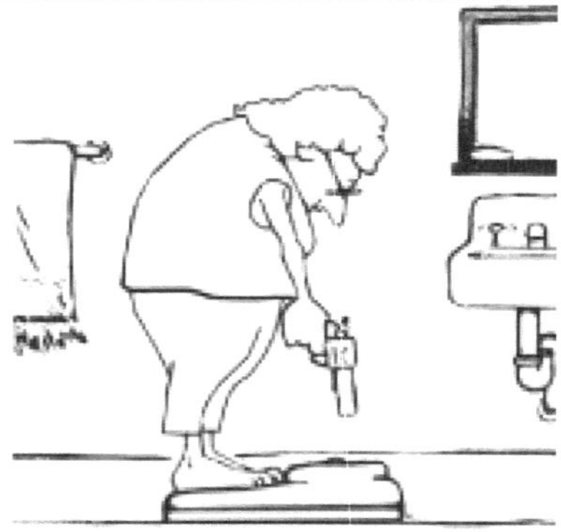

आपको कितना अच्छा बर्ताव करके क्यों न दिखाना पड़े। यदि आप किसी चीज को दिल से नहीं चाहेंगे तो उसके लिए कष्ट भी नहीं लेंगे। वजन घटाना भी कुछ ऐसा ही है। यदि आप इसे चाहते हैं तो इसके लिए कुछ भी करेंगे कुछ भी खाने का लालच रोकेंगे, अपने खानपान की योजना के लिए ईमानदार रहेंगे मिठाई को भुलाकर वर्कआउट करेंगे; क्यों? क्योंकि अपने विकल्पों को तौलने के बाद आपको एहसास होगा कि वजन घटाने के लिए ये प्रयत्न करने ही होंगे।

अपने ऊपर हो पूरा भरोसा

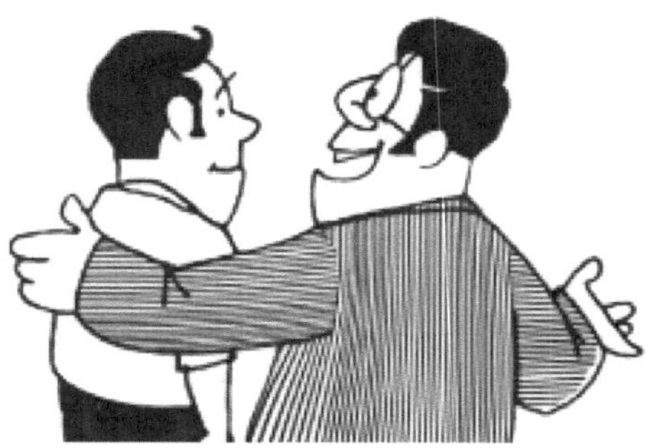

'कर सकता हूं' का रवैया अपनाएं

यदि आप खुद पर भरोसा नहीं करेंगे तो कोई दूसरा क्यों करेगा?

मेनका (43) कहती हैं "मेरे पास संकल्प शक्ति की कमी है। मिठाई

देखते ही जी ललचा जाता है। मुझे तो लगता है कि मैं कभी डाइटिंग से वजन नहीं घटा पाऊंगी।" आप इस नकारात्मक सोच से केवल स्वयं को नीचे गिरा रही है। इस जंग में पूरे विश्वास से उतरें व मानकर चलें कि जीत आपकी होगी।

एक संतुलित, ईमानदार व बनी रहने वाली पहल अपनाएं

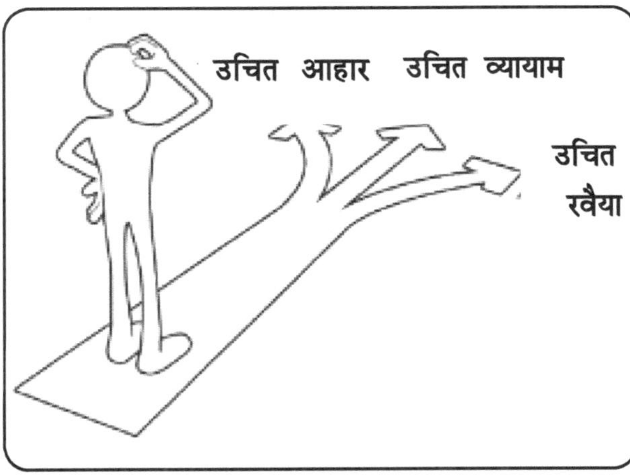

अगर कोई भी अतार्किक योजना बनाई, तो उससे कोई लाभ नहीं होने वाला। जब नतीजे नहीं मिलेंगे तो केवल नकारात्मकता बढ़ेगी। राधा (40) जबरदस्त डाइट कंट्रोल और बेमौके खाने पर टूट पड़ने की आदत के बीच यो-यो बनी झूल रही हैं और अब लगने लगा है कि शायद वे हार जाएंगी। वे आसानी से चिड़चिड़ा जातीं और बढ़ते वजन पर तनावग्रस्त रहतीं।

एक तो बढ़ा हुआ वजन और उनकी प्रतिक्रिया; सबसे पहले तो मैंने उन्हें रिलैक्स होने को कहा। फिर उनसे कहा कि गहरी सांस लें व सारी नकारात्मकता को बाहर झटक दें। फिर उन्हें सलाह दी गई कि मन को सभी तरह की उलझनों से परे ले जाकर, नए सिरे से वजन घटाने के उपयुक्त प्लान पर ध्यान दें।

हार न मानें

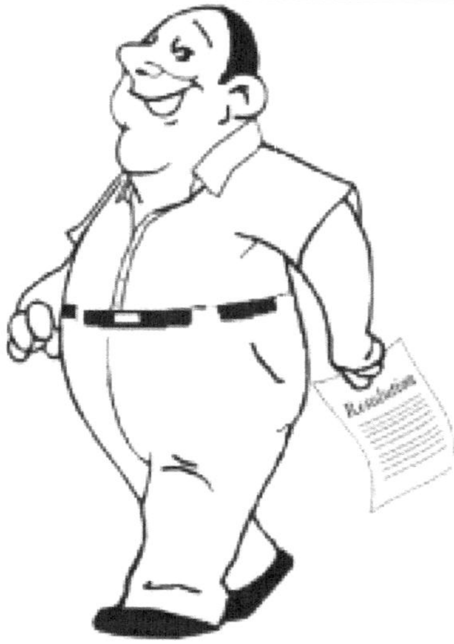

संकल्प : 5 किलो घटाना है

हर कोई पहले तो बड़े ही जोश से वजन घटाने के लिए मेहनत करता है पर आखिर तक आते-आते जोश ठंडा पड़ जाता है। अविनाश (31) कहते हैं "सच ये आखिरी चरण काफी मुश्किल है। वैसे भी आप पहले की सफलता से उत्साहित होकर अपनी लगाम थोड़ी ढीली छोड़ देते हैं। वे कुछ आखिरी पौंड झट से इस बदलाव को पहचान जाते है और पहले से भी ज्यादा चिपकू हो जाते हैं। उन्हें भगाने के लिए मन को और भी मजबूत बनाना होगा ताकि ये आखिरी जंग भी जीती जा सके।"

और कोई यह काम कैसे कर सकता है? अपने-आप से एक वादा करें। नोट करें कि कितना वजन घटाना है व इस लिखे वाक्य को रोज देखें। बेहतर होगा कि सबके बीच यह बात कह दें। अगली बार दोस्तों के बीच जाएं तो ऐलान कर दें कि आप और भी वजन घटाने की कोशिश में हैं। इस तरह एक जिम्मेदारी का-सा एहसास मन में आएगा और बात बन जाएगी।

एक-दो दिन के लिए प्रेरित होना आसान होता है... पर बात अगर पूरे जीवन की हो तो बेशक मेहनत करनी पड़ती है। वजन घटाने के एक से

अधिक कारण तलाशें आप स्वस्थ रहेंगी, सुंदर व आत्मविश्वास से भरपूर दिखेंगी; दोस्त प्रशंसा करेंगे व आपके जैसे बनना चाहेंगे। कारण जितने अधिक होंगे, प्रेरणा का स्तर उतना ही बना रहेगा। दूसरे, कुछ ऐसा करें जिसमें आपको आनंद आता हो। फिर रहने के लिए ऐसी गतिविधियां अपनाएं; जो आपको अच्छी भी लगती हों। वर्कआउट पसंद होगा तो छोड़ने का भी मन नहीं करेगा। डाइट प्लान को बीच में न छोड़ें। व्यायाम से मुंह न मोड़ें। कहीं एक दिन की छुट्टी; महीनों, सालों या पूरी जिंदगी के अवकाश में न बदल जाए।

प्रेरणा अपने-आप ही नहीं बनी रहती। इसके लिए आपको प्रतिदिन कोई-न-कोई प्रयत्न करना होता है। हर दिन पर ध्यान दें; यदि आज संवार लिया तो आने वाला जीवन भी स्वयं ही संवर जाएगा।

मेरे टॉप मंत्र

प्रेरित करने के अन्य साधन व उपाय

1. छोटे साधन से करें आरंभ। जिम की बड़ी मशीनों से पहले चहलकदमी सही रहेगी।

2. सही संगति चुनें। ऐसे दोस्त साथ लें; जो वजन घटाना चाहते हों। एक-दूसरे को प्रेरित करें।

3. अपने गैजेट प्रयोग में लाएं। जॉगिंग या वॉकिंग के साथ संगीत सुनना कैसा रहेगा? आपका अनुभव और भी आनंददायी हो जाएगा।

4. कोई फिटनेस या खेल कक्षा में जाएं। नए लोगों के साथ मिल कर वर्कआउट करने से यह बोझ थोड़ा कम लगेगा।

अध्याय 39

अपने-आपको दुलारें

वजन घटाना कोई मज़ाक नहीं

जानना बेहतर होगा : कुछ समय अपने लिए निकालें ताकि आप तनावरहित रह सकें।

थोड़ी गति धीमी करें व सांस लें

हम पहले ही जान चुके हैं कि वजन घटाना; केवल शारीरिक ही नहीं मानसिक रूप से भी भारी पड़ता है। जब हम 'वेट लॉस' मिशन के लिए डाइट प्लान बना लेते हैं तो अपने मन के लिए भी कुछ ऐसा ही करना चाहिए। यदि मन तनावग्रस्त होगा तो बेशक तनाव से पीछा छुड़ाने के लिए जार में रखी कुकीज तक हाथ जाना स्वाभाविक ही है।

इस तरह तो वजन घटाना नामुमकिन है। अपने मन को तनावमुक्त रखने के लिए दुलार देना होगा ताकि यह आपके कहे पर चले;

स्पा जाएं

स्पा का नाम लेते ही आंखों के आगे कई आरामदायक तस्वीरें उभर आती हैं धीमा, शांत संगीत, मोमबत्तियों की रोशनी, अरोमा पैक व रैप, हल्की

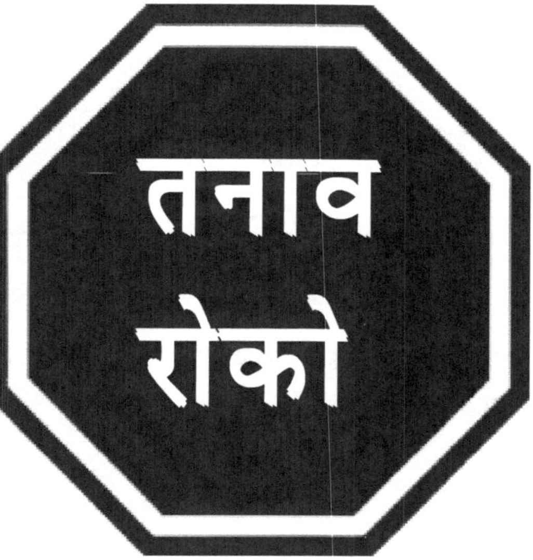

मालिश; आपकी सारी चिंताएं दूर होंगी व शरीर फूल-सा हल्का हो जाएगा। डाइट व कैलोरी चार्ट से दूर यह ब्रेक बड़ी शांति देगा....। स्पा में कई तरह के उपचार मिलते हैं, अपनी मर्जी से कुछ भी चुन सकती हैं।

मालिश : अध्ययनों से पता चला है कि मालिश से उद्वेग घटता है, अवसाद के लक्षणों में कमी आती है, मांसपेशियों के जोड़ खुलते हैं व गहरी नींद आती है।

रिफ्लैक्सोलॉजी: एक्यूप्रेशर की तरह रिफ्लैक्सोलॉजी में हाथ, पांव व कान के कुछ निश्चित बिंदुओं पर दबाव दिया जाता है ताकि विभिन्न प्रकार के लक्षणों से छुटकारा मिल सके। इस तरह ऊर्जा के मुक्त प्रवाह में आसानी होगी, शरीर के अंगों में रक्त संचार बढ़ता है व शरीर के विषैले पदार्थ निकालने में सहायता मिलती है। इससे मन को भी अच्छा लगता है!

हाइड्रोथेरेपी : यहां जल का प्रयोग होता है। कई अस्पतालों व जन्मकेंद्रों में हल्के गुनगुने पानी से भरे टब में बिठाकर रिलैक्सेशन दिया जाता है।

पूरी नींद लें : यह तनाव को अलविदा कहने का सबसे आसान तरीका

है। एक गुनगुना, मुलायम बिस्तर व तकिया लें व गहरी नींद सो जाएं; तनाव को अलविदा कह दें। यदि नींद न आए तो ये नुस्खे आजमाएं :

1. रात को सोने से तुरंत पहले व्यायाम न करें; सक्रियता बढ़ने से, नींद आने में परेशानी होगी।

2. अधिक मानसिक श्रम भी न करें। सोने से दो घंटे पहले किसी भी तरह की व्यस्त चर्चा से बचें।

3. बार-बार बाथरूम जाने से नींद टूट रही है। रात को आठ बजे के बाद तरल पदार्थों की मात्रा घटा दें। पानी की भरपूर मात्रा पहले ही ले लिया करें।

4. थकते ही बिस्तर पर जाएं; अगर ज्यादा थकने का इंतजार किया तो हो सकता है कि नींद आपको छलती ही रहे।

निष्कर्ष

आखिरी पांच किलो वजन घटाना इतना आसान नहीं होता। खुशकिस्मती से उन्हें पाने के सभी उपाय व साधन इस पुस्तक में दिए गए हैं। ये सादे व सरल उपाय अपनी जीवनशैली में शामिल करें व मनचाहे नतीजे पाएं।

पहले इस पुस्तक को पूरा पढ़ें और फिर धीरे-धीरे उन बदलावों पर काम करें, जो आपके रूटीन से मेल खाते हों। ये महत्त्वपूर्ण साधन आपके लिए लाभदायक रहेंगे। आपको देखकर आश्चर्य होगा कि शरीर किस तरह प्रतिक्रिया देने लगेगा व आप उस मनचाहे शेप को पा लेंगे, जिसके लिए जाने कब से इंतजार में थे।

यह पुस्तक आपके शरीर के बाहरी आकार को बदलने के साथ-साथ भीतरी बदलाव की भी क्षमता रखती है। आपको 'कुछ' होने का एहसास दिलाती है यानी 'टॉप ऑफ द वर्ल्ड'। इसके उपाय अपनाते ही मन से असुरक्षा का भाव भी चला जाएगा, जो आपको हमेशा सताता था। तो फिर आज से ही तैयार हो जाएं। गैट जल्दी फिट! देर न करें, स्लिम, टोंड व सेहत की दमक से भरपूर काया पाने के लिए तैयार हो जाएं।

शुभकामनाएं!

सेहत व फिटनेस के बारे में
www.liveactive.com पर और भी जानकारी पा सकते हैं।